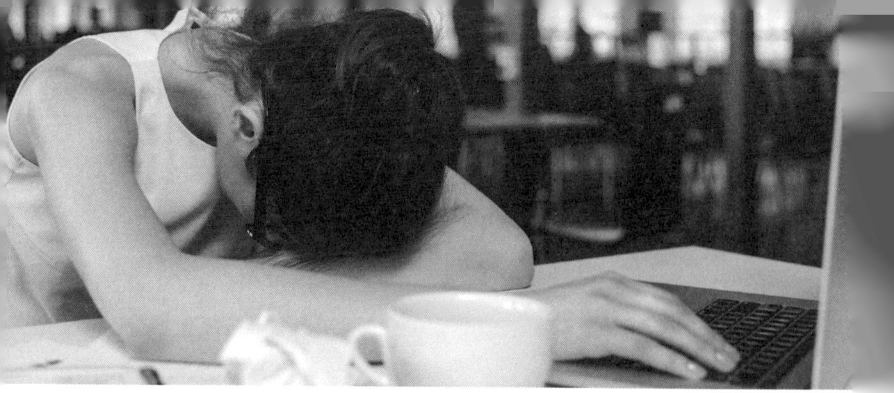

腦力回復

四步驟 R.E.S.T.

44種正念療法╳大腦科學消除腦疲勞

幫助你適應數位社會，擺脫大腦超載、慢性過勞的科技衝擊

醫師／醫學博士

久賀谷亮

翻譯

邱心柔

推薦序一

好夢心理治療所執行長　吳家碩　臨床心理師

過去與現在的大腦

我在醫療單位從事「失眠之認知行為治療」十多年，期間也積極推廣睡眠醫學及失眠治療之大眾教育（現為台灣睡眠醫學學會大眾教育委員主席），對我而言，學術、臨床和一般民眾在這十多年裡有什麼變化呢？關於這個問題，可以寫幾篇論文或是出一本書了，而變化的關鍵來自於這十多年來，醫療和科技不斷進步，當然為生活帶來相當程度的方便，但也同時帶來不便，你我的大腦因為「資訊超載」需要不斷「多工處理」。你可以感受一下，一天之中有多少資訊量透過手機、平版、電腦、報章雜誌以及電視湧進你的大腦呢？又或是你可以加總一下，一天中所有通訊軟體加 E-MAIL 有多少條訊息呢？這些即時又停不下來的資訊，是十多年前你無法想像的。

但是，幸運的人類也因為醫療和科技的進步找到解方。許多腦科學家、心理學家以及睡眠專家，從醫學的核心出發，不僅研究大腦生理機能，更試著用符合科學的角度提供「消除腦疲勞」的方案，所以近幾年，不少專科醫師及心理師，都著作了許多基礎、實用、創意與科技的助人書籍，教大家如何改善腦力過勞，提升大腦功能。而從事失眠治療的我，也樂見這些針對腦力的專業書籍廣為一般民眾接受。

主動和被動的失眠

為什麼從事「失眠」治療的我，會樂見愈來愈多人重視「腦力」呢？「失眠」和「腦力」之間有什麼關聯呢？原因正是現代人常常不知自己其實是腦力（還有心力）負荷過大，甚至影響到負責恢復體力的睡眠，也導致睡不好或睡不夠，我稱之為「主動失眠」。身為現代人的你（沒錯，正是各位看序的你），是不是有以下狀況：明明到了晚上該就寢的時間，卻依然捨不得睡，硬是要在床上滑著手機，花不少時間在床上「清醒」著。雖然和早上一樣是清醒的狀態，不過，這個狀況是你主動讓睡眠不發生，說穿了是你自己放棄睡眠，因為你一直捨不得睡，我們把此種狀況叫做「主動失眠」。

為什麼會有主動失眠呢？我之前在《認真的你，有好好休息嗎？》一書中提到「三力」，分別是體力、腦力以及心力，當你白天的體力消耗足夠，我們就需要充足且良好的睡眠來恢復體力，讓隔天體力再次充滿。但多數現代人的工作型態「體力」耗損不高，也常常低於「腦力」和「心力」的耗損，像是白天需要動腦工作的人們，又或是日常生活中經常感到情緒負擔大的人們，如此一來，好不容易到了晚上可以休息的時間，應該要透過睡眠來恢復「體力」的優先順序就被排到後面了！也因此出現了「主動失眠」。

正確且有效的方向

我們的體力、腦力和心力之間常會有「競爭關係」，晚上可以休息的時候，「腦力和心力恢復」的需求會跟「體力恢復」的需求彼此競爭，這就是為什麼你明明很想睡，但就是遲遲不肯睡，反而只想玩玩手機、逛逛社交平台或是追追劇，因為上述這些看似耍廢的行為，作用正與「腦力和心力恢復」有關。大家都清楚知道不去睡覺，一直在睡前使用手機會有多大的影響，但很多人就是不知道可以怎麼辦呀！所以，我在臨床上除了透過心理學的方法（像是失眠之認知行為治療）來治療失眠外，也常提醒失眠者，好好讓「腦力和心力恢復」才是關鍵。如此一來找對方向，努力也才有效果。

然而，睡前這些耍廢的行為對於「腦力恢復」常常只是短期效益，若要達到根本上的解決，我建議可以試試本書中提供的四十四種方案，在我看完此書所有方案後，除了覺得立即可行外，這些方法還都帶有一點創意與現代科技的結合，很符合同在這個時代下的我們，讓我會想盡快一試。當然裡面方案除了實用外也都具有科學基礎，提供大腦一個獲得有效休息的正確方向，鼓勵讀者們可以每天從中挑選幾項來練習，一定大有斬獲。

推薦序二

台灣應用心理學會理事長、哇賽！心理學總編輯　蔡宇哲

在二〇一九年世界衛生組織針對過勞（burnout）的討論中，提到一個症狀是「感到精疲力盡」，通常會有過勞情況的人不單指體力上的勞動，更多指的是白領族的日常，一般上班族每天主要接觸的工作，多屬於情緒勞務、動腦、開會等腦力消耗。當腦力消耗殆盡時，即便體力充沛，人們依然沒有辦法好好享受生活，這情況不只出現在上班族，即便是學生或家庭主婦也是如此。在這個世代，如何減少腦力耗損、盡快回復身心健康，是人人都需具備的知識。

上班族常面臨白天開會、提案、面對客戶還有被上司責怪等情境，這些日常工作雖然沒有花費到什麼的體力，卻極度消耗腦力。而且麻煩的是，腦力的恢復不像體力恢復，可以透過睡眠讓身體休息就好。就現代人來說，更常見的情況是因為腦力的消耗沒能回復，無法紓解壓力，以至於晚上也睡不好，又更惡化了體力的恢復。如此惡性循環下對工作的熱情也消磨殆盡。

近年來，我本身接到越來越多單位要求舉辦疲勞恢復及復原力的講座或工作坊，大眾對於腦力恢復的需求的確越來越高。來參與的人總是期待有什麼神奇的方法或是特別的產品讓自己消除疲勞。但是就如《腦力回復》一書中所呈現的，真正有幫助的，是自己在日常生活中就一些行為做調整，以及稍微轉換思考方式。書裡頭提到的每項行為都簡單易行，其中有不少也是我在工作中會分享給大家的。

我對於書中提到「品味當下」的「正念」概念非常有感。有次晚上我正在書桌前寫稿，三歲大的女兒卻頻頻跑來要求我陪她玩，拗不過她的請求只好不甘願地放下手邊工作。但是在陪她玩耍、看繪本的過程中我是不認真的，內心並沒有真的在陪她，只想著怎麼樣可以趕快結束，好回去繼續工作，過程中我不免心浮氣躁，掛心工作的情緒也感染了女兒。有一次又發生相同的情境，不過當焦慮感達到一個頂點後，我突然轉念：既然時間都花了，何不專心陪女兒呢？心裡一直想著未完的工作只會持續焦躁，這樣子的態度會明顯展露出來，女兒也不會開心，因為她並沒有獲得父親的全心陪伴，這樣想來，時間還花得真不值得。之後再遇到這種情況時，我都把工作先告個段落，讓自己挪出一段時間全心全意陪孩子。

這樣的高品質陪伴對孩子的成長是有幫助的，我的大腦也因此得到休息，好繼續進行未完成的工作。更重要的是，在陪伴的那段時間中，父女倆都有一段快樂的時光。這與二〇一

○年一篇研究結果相吻合：當人能專注於當下是比較快樂的[※1]。

人們常常會把思緒放在過去跟未來，而不真正活在當下，想著過去的一些挫折，擔憂不知道會發生什麼狀況的未來，想著想著就消耗掉不少腦力。只要可以中斷這樣的思緒，就能消除大腦疲勞。

好幾年前金城武有一個廣告名言：「世界越快，心，則慢」。這句話正是現在社會中所有努力工作的上班族需要深刻體會的。待辦事項永遠不會有全部做完的一天，如果一直追逐著未竟事物將會是個無底洞。留下些許空白時間給自己，在動靜之間取得平衡，讓身心處於最佳狀態，才是美好生活的根本之道。

※1：Killingsworth MA, Gilbert DT. A wandering mind is an unhappy mind. Science. 2010 Nov 12;330(6006):932.

序

二〇一九年的世界幸福報告（World Happiness Report）指出，全世界有三分之一國家的人民不幸福，這份結果震撼國際。其中包括了日本與我所居住的美國。這項結果無關乎經濟成長，而是因為社會在資本主義下快速成長後，已然成熟且過度飽和所致，但即使如此，資本主義依舊以高速運轉、迫使我們不間斷地運作。

我們累了。尤以**「大腦疲勞」**最為嚴重，因為身體再怎麼休息也無法改善這個問題。生活在數位時代，資訊增長的速度呈對數曲線成長，資訊量越多，人們的負壓程度越少，造成大腦過度負荷。壓力為大腦染上了負面色彩，大腦已經不留一絲空間，會如此疲勞也是理所當然的。心理健康問題和過勞死增加，自然也是必然的結果。

本書將告訴各位，如何為大腦、以及我們的人生增添「space（空間、空白）」，藉此消除疲勞、提高大腦的機能。

我擔任醫師、促進心理健康二十五餘載，診療過無數為此所苦的患者。我從自身經驗與大腦科學的背景汲取精華，彙整出「人生空間（Life Space）」的思想，日文將這個詞翻譯為「ゆとり（寬裕）」，而這個詞擁有超越表面的、更深一層的含義。本書除了介紹能直接增加大腦空間的方法外，也著眼於活用這套方法時的重要因素（工作壓力、自尊感），同時介紹如何運用清出的空間過上幸福的生活、消除深層疲勞。

本書由以下四個章節構成。各章節的首字母調整順序即為「REST」。

E：Empty your brain（第一章　清出大腦的空間）
用簡單步驟清出大腦空間的方法。

S：Space from work（第二章　和工作保持距離）
如何與壓力的最大來源「工作」保持距離。

R：Release your self（第三章　解放自己）
透過提升自尊感來創造空間的方法，對日本人尤其有效。

T：Time savoring（第四章　感受空間的美好並消除疲勞）
運用創造出的「空間」，消除疲勞、提升工作能力、實現幸福人生的技巧。

本書的重心環繞在大腦科學，以最新的科學數據為基礎，同時也注重以文化比較的觀點解釋現象。此外，本書內容皆是大家可以輕易從今天開始做起的方法。身處數位科技凌駕於人類的「後資本主義」時代，運用本書的「未來適用的大腦使用方法」與「疲勞消除法」可以幫助你巧妙利用數位科技，而不會受其壓迫而無法喘息。

寫於二〇一九年七月

久賀谷亮

第 1 章

清空大腦——Empty your brain

第 2 章

將工作與自己切割開來——Space from work

第 3 章

解放自己——Release yourself

第 4 章

感受空白 —— Time savoring

第 1 章

清空大腦

EMPTY YOUR BRAIN

EMPTY YOUR BRAIN

為何我們該清空大腦？

現在正處於人類史上罕見的「大腦過度負荷」時期。其中一個原因是數位社會帶來資訊過多的狀況。人類的大腦體積在這一萬年內沒有增加，另一方面，網路資訊卻是大腦記憶容量的兩千萬倍。在相同尺寸的容器中，裝入過量的物品，也難怪會呈現過度負荷的狀態。然而數位社會並不打算就此收手。據信二〇四五年將面臨奇點（singularity），在不久的未來，一台電腦的容量將相當於全世界人類的大腦容量。

造成大腦過度負荷的另一個元兇，是複雜的社會壓力。讓人類之所以為人的大腦部位「前額葉皮質」，負責處理資訊與控制情感的功能，但只要一承受壓力便會停止運作，這時負面想法與負面情緒就會掙脫原有的枷鎖，開始旺盛活動，占據大腦，讓大腦迴路過熱。

這麼一來，我們原本能用的大腦空間便消失，無法發揮應有的表現。除了壓力之外，「同時處理多項工作」也是複雜社會的副產物，同一時間工作的數量越多，會奪走越多的大腦空間。大腦已經牢牢記住要不斷運作，即使離開了工作或學校，大腦依然不會停止運轉。研究資料指出，負面想法不僅降低人們的幸福度，同時還是造成疲勞的原因。大腦和肌肉一樣，越常使用的部分越是疲勞。大腦有著各式各樣的區域，互相支援與協助。也就是說，減少大腦運作的區域、增加未使用的區域，就能使大腦不感到疲憊、幫助消除疲勞並促進大腦整體的運作。

本章要介紹如何替快要爆炸的大腦清出空間的技巧。第一步，先說明如何有效減少奪走大腦空間的負面想法與負面情緒之技巧，再介紹適用於未來的大腦使用方法，特別著眼於人類特有的大腦功能，而非將來可能被人工智慧取代的大腦作用部分。

No. 1

假如你的思考陷入負面的惡性循環

透過「動態意象訓練」將樂觀心態增加三成

悲觀主義源於情緒，樂觀主義則是意志。
並不是因為幸福才笑，而是因為笑了才幸福。
阿蘭（Alain）〈埃米爾－奧古斯特．沙爾捷（Émile-Auguste Chartier）〉

人有八成的想法是負面的

每個人一天浮現的念頭多達五萬個，其中負面想法占了八成。

從生物學的角度來看，這個現象可說是相當合理。

因為我們需要用嚴峻的眼光評估未來，才能謹慎行事，提高生存的機會。

舉個例子，醫學證實憂鬱症是因為樂觀的大腦迴路（前扣帶迴〔anterior cingulate cortex〕、杏仁體〔Amygdala〕）發生異常所致。不過，憂鬱症之所以不會從人類的歷史上消失，也是因為悲觀心理是延續生物物種不可或缺的要素。※1

心理學曾做過一項知名的實驗。

卡內基美隆大學的研究人員找來即將檢驗愛滋病的五十位受試者，讓他們預測如果檢查結果是陽性會感到多悲傷，再比較實際結果為「陽性」的受試者在得知結果後五週的悲傷程度，與當初預測的差異。※2

受試者接受檢查前的平均預測值是九四・七，而受試者檢驗出陽性後的實際數值是七七・六（兩者皆以一〇〇作為悲傷評估的最大值）。換句話說，**我們預測未來的悲傷程度，高出實際值兩到三成**。之所以會有這種現象，也是源自於我們人類為了提高自身存活率、與生俱來的智慧。

悲觀的預測使人過度焦慮

不過，時代變了。

如今這個時代，死於肥胖的人遠多於飢餓。

用悲觀的態度衡量未來，為現代人帶來過度的焦慮，甚至因為這份焦慮奪走我們大腦的空間，導致大腦疲憊不堪。

因此，如果我們想要預防大腦疲憊，並進一步預防過勞死與心理健康的問題，平常就該提高樂觀的程度，盡可能為大腦清出空間。

事實上，學界研究過抗壓性強的人所具有的特質**「心理韌性」**（resilience），發現樂觀是其中的重要因素。

一項研究針對越戰的兩百多名美國俘虜持續追蹤三十七年，證實樂觀心態對促進心理韌

性有一七%的貢獻。※3

Action 採取「動態意象訓練」

雖說要提高樂觀的程度，但並不需要一口氣增至兩倍，只要增加三成即可。

想要變得樂觀，我會建議各位參考運動選手的表現，他們的共通點便是樂觀得驚人。

例如網球選手諾瓦克．喬科維奇（Novak Djokovic），他平時固定進行意象訓練，讓自己不論比賽中處於何種狀況都能保持積極正向。

已退役的運動員長嶋茂雄也是如此，據說他每次進入球場前都會想像自己打中安打、神采奕奕跑過所有壘包的模樣。這就是所謂的**「動態意象訓練」**，是體育界經常使用的樂觀訓練方法。

研究發現越是一流的運動員，輸了比賽後接受採訪時，越是能維持開朗樂觀的狀態。這份樂觀能降低焦慮，提高比賽中的表現。

因此我建議各位也進行動態意象訓練，或是上 Youtube 觀看運動員輸了比賽後接受採訪時樂觀開朗的模樣，再將悲觀思考的自己與該名運動員相互對照，重新審視自己的狀況。如果能實際在紙上寫出訓練前與訓練後的結果，或許會更有效。

這麼一來，就能阻止負面心態的惡性循環，同時也會減少大腦中消極思考所占的比例。

No. 2

假如你覺得遇到瓶頸

把想法看成是「瀑布」，反向思考

硬幣有正反兩面（同樣一件事有不同的角度）。

史蒂夫·賈伯斯（Steve Jobs）

EMPTY YOUR BRAIN

換個角度來看

雖然人們常說「換個角度看事情」，但我們往往還是用同樣的角度看待事物。

以人種歧視的情況為例。這段書稿剛好寫在馬丁路德金恩牧師的生日當天，美國的學校在這個時候總是會進行人種歧視的宣導教育，即便如此，人種歧視的情況仍然不曾消失。

你覺得白人和黑人夫婦生的小孩是白人呢？還是黑人？抑或是介於兩者中間？

假如這對父母生的是同卵雙胞胎，情況又會如何？事實上，同卵雙胞胎在這種情況下有可能是一個白皮膚、一個黑皮膚，這樣的機率約在百分之一。明明是同卵雙胞胎（基因極其接近），膚色卻不同，真的很不可思議吧？事實上國家地理雜誌也曾提到，即使是最新的科學研究仍不知道該如何建立一套確切的膚色區別方法。

好了，現在我想問你。當你遇到前述的情況，你會歧視這兩個小孩的其中一方嗎？對於白膚色和黑膚色，我們的問題到底出在哪裡？用膚色來評斷一個人，不是很愚蠢的事嗎？

風靡日本的暢銷書《真確》的作者漢斯．羅斯林（Hans Rosling）指出我們有很多想法都是建立在老舊的資訊上，這些想法也就是錯的。比方說——

Q：這一百年內全世界的自然災害是增加呢？還是減少呢？

Q：過去二十年間，全世界的貧窮率是增加呢？還是減少呢？

兩個問題的答案都是「減少了一半」。

我們往往會以為氣候異常導致自然災害增加了，也經常聽到貧富差距擴大的消息，因此就認為貧窮人口增加。**我們的想法確實相當不值得信賴。**

你的想法≠你這個人本身

愛因斯坦曾說：

「思考會說謊。」

刻板印象、資訊不足與思考習慣（僵固化）讓我們的想法變得不可信，但現實中的我們又是如何呢？人們總是認定「我的想法是對的」，甚至還會說「思考就等於我們本身」。一旦心中浮現惡劣的想法，就認為自己是個惡劣的人；一旦心中浮現狡猾的念頭，就誤以為自己是個狡猾的人。但其實並非如此。我們的想法和我們本身是完全不同的兩者。

愛因斯坦察覺到一件當時的人們沒料到的事實。

「時間並非不變。」

這個構想發展出了之後的相對論。

也就是說，自我懷疑成為他建立相對論的關鍵所在。

Action

把想法看成是瀑布

這邊介紹一個轉換角度的簡單方法，作法是嘗試用完全相反的角度看事情。

有位三十幾歲的男性想法總是很負面，這些負面想法占了他頭腦的八成，他試遍各種方法想讓想法變得正面一點，依然不見成效。

有一天，他這麼說。

「現在我都刻意把原本的想法扭轉一八〇度，久而久之，已經變成機械化的習慣了。」

這個簡單的方法出乎意料地得到絕佳的效果，於是他的大腦清出了空間，人生也自然而然地逐漸好轉。

既簡單又不可思議。

他自己發現了一種很重要的思考方式，使他的情況出現好轉。這個方法就是從外側角度客觀看待自己的想法（因此才能得到完全相反的想法）。

這個技巧十分好用。

請把你的想法看成是一道瀑布。想像你身在瀑布內側的涼爽空間。請記住，「你」和「你的思考」是分離開來的。接著，再從內側觀賞瀑布的水（思考）。

只要能藉由這項訓練，養成從外側看待自身思考的習慣，之後思考就會漸漸和自己聚攏、合而為一，不會被拉扯到不同的方向而四分五裂。

No. 3

假如你無法消除擔憂

藉由了解事實，質疑自身的恐懼

恐懼常來自無知。

拉爾夫・沃爾多・愛默生（Ralph Waldo Emerson）

我們都在畏懼看不見的恐懼

長年下來我接受許多患者的諮詢，發現所有人都有一個共同的問題——「恐懼」。講得直接一點，**只要沒有恐懼，我們的生活將遠比現在更健康、更幸福**。這一點特別適用於那些發展成熟的安全社會。

史蒂芬金的小說《牠》便以「恐懼」作為主題。書中以怪物「牠」作為恐懼的象徵，牠潛伏在德利小鎮上的下水道，每隔數十年便會利用人們的恐懼，奪走多起人命。沒錯，**「恐懼」總是潛伏在我們看不到的地方，控制著我們**。

日本三一一大地震過後不久，新聞報導了這麼一位民眾。

這是一個居住在洛杉磯近郊長灘市的柬埔寨人。

「聽說這裡也要發生海嘯了，我打算搬到山頂上。」

當時的確有學者認為海嘯即將越過太平洋，抵達美洲大陸。但誠如各位所知，其影響微乎其微。

二〇〇一年九一一事件也讓許多人深陷恐懼，但這裡有項引人深思的數據。自從九一一事件發生後，該年車輛引發的交通事故較往年增加，車禍的數字明顯多於過去任何一年。

這是為什麼？原因在於人們過度畏懼飛機出事、轉而開車，於是導致車禍增加。

我很明白人們害怕恐怖分子劫機而導致墜機的心情，但如果因此改成搭車、反而遭遇車禍，那可就太諷刺了。

二〇〇四年印尼蘇門答臘島發生地震而引起海嘯，奪去二十萬人的性命。這個驚人的數字讓世界各國的人民悲痛不已。

但事實上，全球還有這麼一項數據。每年死於瘧疾的人數大約是四十二萬九千人（二〇一五年）。也就是說，每年因此消失的生命都比這起大海嘯奪走的生命還要多，只是我們不知道而已。

以上的例子告訴我們，**我們很容易在不知不覺中放大恐懼**，沒有察覺其他更重要的事實，導致事情本末倒置。沒錯，恐懼就像「牠」一樣控制著我們。

我們應該**「先掌握正確資訊，明白真相後徹底拋下自身恐懼」**。比方說，假如你擔心自己罹患重病，就該避免接觸網路資訊（因為網路上充斥許多錯誤資訊），接受正規的醫療檢查，並相信醫生的診斷，和自己約定好，不要產生無謂的恐懼。

Action

恐懼是種幻想

現在讓我們懷疑一下心中的恐懼。

消除恐懼就是增加大腦空間的好機會。

我要介紹以下兩個具體的方法。

1 把「What if?（要是發生了這種事，我該怎麼辦？）」換成「So what?（要是發生了這種事，又能怎麼辦？船到橋頭自然直。）」

當人處於恐懼當中，口中總是會說「What if?」。每當你想說出這句話時，請你試試改成「So what?」。

2 你擔心的事有九成都不會發生

加州大學洛杉磯分校的中心主任黛安娜・溫斯頓（Diana Winston）說：

「我們擔心的事有九成不會發生，而即使剩下的一成發生了，真正解決不了的事只占其中一成。」

換句話說，這個機率只有一成的一成。我們恐懼的事情確實發生，發生後又無法解決的機率，只不過是百分之一而已。

現在請你想一想，在你過去的人生當中，有什麼事是你曾經擔心、之後也確實發生，而你無法解決的？應該是沒有才對。就因為凡事總是有辦法解決，你現在才會在這裡。

No. 4

假如你感覺所有人都與你為敵

裝出笑容，操縱你的記憶與情緒

人類只有一件真正有效的武器，那就是笑。

馬克吐溫

人們受心情所操縱

人的想法受情緒所左右。

根據蓋茨堡學院的伯恩斯坦（Bornstein）等人所做的實驗，青春期的小孩心情差的時候，根本不把父母當人看，而心情好的時候，父母在他們眼中則看起來像天使。※4

我們看待事物受心情所影響，而我們的「記憶」也一樣。

李維生（Levinson）和羅森邦（Rosenbaum）的調查指出，目前正患有憂鬱症的人回想過去有關父母的回憶時，會是「父母排斥自己」等負面記憶，而過去曾罹患憂鬱症但現在已經康復的人，和不曾罹患憂鬱症的人一樣，回想到關於父母的回憶並不是負面的。※5

心理學將這種心情與記憶呈一致性，回想起的記憶和當下的心情相同的現象稱為**「情緒一致記憶（Mood-congruent memory）」**。

笑容使人開朗

那麼，人要怎樣才能時時保持開朗呢？

日本研究員守等人曾進行一項饒富興味的研究。

實驗將受試者分成兩組，將橡皮繩固定在兩側嘴角，一組的橡皮繩繞過後腦杓，讓受試者的嘴角往上揚，露出人造的笑容；另一組的橡皮繩繞過下巴，把兩側嘴角往下拉，露出人造的悲傷表情，再比較兩組受試者的心情。結果顯示前者感覺比較幸福，後者感覺比較悲傷，換句話說，只要「裝出」表情，心情就會開朗起來。※6

笑容能操縱人的心情

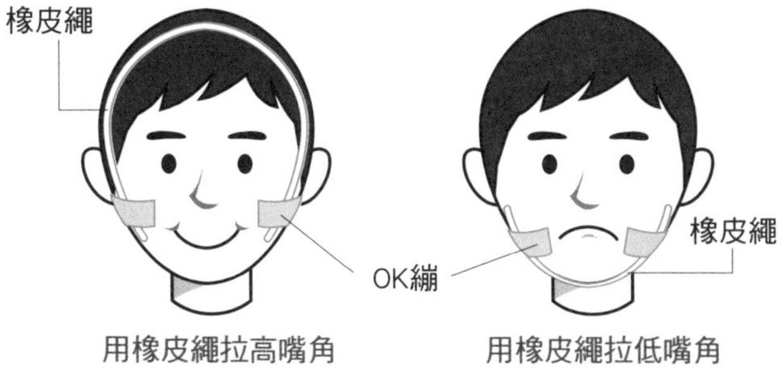

左邊的人感到幸福，右邊的人感到悲傷。

摘自守等人的研究

不只是表情，身體的動作也一樣。

密西根大學的錢德勒（Chandler）等人曾進行一項實驗，要求一組受試者閱讀故事時豎起中指（象徵敵意），另一組受試者閱讀故事時豎起大拇指（表示「很棒！」），結果豎起中指的那組把故事理解為帶有惡意的，豎起大拇指的那組則用正面的方式理解故事。※7

不過，我們不可能一直用橡皮繩來裝出笑容。

那該怎麼做才好呢？

曾經有一名受過虐待的男孩前來我的診所，讓他回想起那段記憶時，整個人陷入極為悲傷的心情。

這使我給他一個建議，**回想過去曾有過的幸福時刻**。他想到的是考到好成績、被誇獎的那一刻。當他一想起這段過往，臉上自然而然浮現了笑意。

Action

準備百分百會笑的笑料

我的診所裡養了一隻治療犬，每個月都會帶牠去剪一次毛，這隻狗非常膽小，每次剪完毛都會急忙飛奔出去。我一直都在想「牠一定是很討厭剪毛吧」，直到有一天我才得知，寵物美容師每次替狗剪毛都會一併清洗肛門內部。

我聽了大吃一驚：那隻膽小的狗是多麼討厭這項服務啊！但在升起憐憫之情的同時，我也想像到牠被人清洗肛門時的表情，再想到洗完後那副開心不已的表情，我就覺得好笑得不得了。

於是，每當我情緒低落或倍感壓力時，我總是會回想牠的表情。

什麼場景讓你覺得最開心呢？

請你隨時準備好這個場景，以便用於情緒低落之時。

心情也會影響你看待他人的方式。※8

當你受不了主管的時候，一定要記得好好運用這個私藏的笑料。

No. 5

發怒

假如你忍受不了焦慮

焦慮伴隨著人類出現，正因焦慮永遠無法消失，所以我們必須學會和焦慮共處。就像和暴風雨共存一樣。

保羅．科爾賀（Paulo Coelho）

從遠處「眺望」情緒，不讓情緒爆發

假設你身體某處突然痛了起來，以前從來沒有這種情況。於是你開始想：

「是不是得了什麼重病？」

說起來，最近朋友身上同樣部位也在痛，檢查出是癌症。

「我會不會也得了癌症……」

這就是你的負面**「想法」**。

而焦慮的**「情緒」**則和負面思考幾乎同時出現。

和負面想法一樣，**負面情緒（焦慮、憤怒、厭惡感等）也占據了我們的大腦。**

人們對於情緒的處理方式，往往不是任其爆發就是選擇壓抑。

讓情緒爆發會引發問題，但就算選擇壓抑情緒，總有一天還是會爆發開來。因此當你產生負面情緒時，建議你採取其他選項，那就是**「眺望情緒」**。

情緒總是伴隨著身體的反應。以前面的例子而言，你擔心自己得了癌症，心臟便會撲通撲通跳個不停。這時要轉而觀察身體的反應。

這麼一來，情緒也就不需要爆發或壓抑，便能順利克服這個狀況。

冥想在歐美正當紅，據說現在有高達數兆元的市場，可見許多人的大腦都需要清出空間。當紅的**「正念療法」**和**「內觀」**（印度最古老的冥想法之一，以專注於當下為目標）也都強調將注意力放在身體上。

順帶一提，情緒有個很不可思議的特質。

有時身體對於不同的情緒，依然會出現相同的反應。

像是感到「焦慮」或「憤怒」的時候，人們都會出現「心跳加劇」或「流汗」等反應。

[※9]如果你想減少負面情緒，可以利用這項特質。

Action 感到焦慮時，發火試試看

比方說，當你感到焦慮時，可以嘗試發火。由於「憤怒」和「焦慮」的身體反應很類似，所以大腦會產生混亂，有時焦慮的情緒便就此平復下來。舉例來說，當你感到焦慮時，只要

邊發火邊激勵自己：「事情怎麼會變成這樣，開什麼玩笑！」「有本事的話，就盡量來啊！」這時心跳會加快，處於酷似焦慮的狀態。這麼一來，大腦就會從焦慮轉變為憤怒，從而擺脫焦慮。除了發怒以外，「跳舞」也是個相當推薦的方法。

事實上，還有一種反應很類似的狀態，那就是性高潮。性高潮和「焦慮」與「憤怒」一樣都會心跳加速或流汗，只可惜未必是個實用的方法就是了。

No.
6

假如你無法割捨完美主義

把「算了吧」當成口頭禪，防止大腦爆胎

認同、接受自己的不完美；認同、寬待對方的不完美。

阿爾弗雷德．阿德勒（Alfred Adler）

EMPTY YOUR BRAIN

「算了吧」是句魔法咒語

克服苦難的人們口中總是不約而同說著**「算了吧」**。真的很不可思議，這些人全都說出了這句話。

曾經有位男性白領菁英因為人手不足與公司結構不夠完備而導致壓力過大，前來我的診所接受治療。他已經和公司討論了無數次，盡了所有的努力，業績依然不見成長，最後責任得由他一個人扛下。

就我來看事情一目了然，問題在公司結構方面，而不在他的身上。但富有責任感的他過度責怪自己，最後就這樣病倒了。

後來，他經歷了一段漫長的灰暗時期，終於找回自己，說出了這樣一句話。

「算了吧」。

「算了吧、這也是沒辦法的事、船到橋頭自然直」，乍聽之下像是輸家才會說的話，事實上未必如此。其實，這些話也是魔法咒語，幫助我們積極接受現實，亦即接納光憑一己之力無能為力的事情、接納現實和心目中的「完美狀態」間的落差。

接納人的不完美

人本就不完美。

東京大學神經內科的沖中重雄教授曾是人們口中的名醫，他在退休時的演講上坦承自己的誤診率為十四・二％。著名的大提琴家馬友友也說：「比起完美的演奏，不完美反而更讓人感動。」網球選手錦織圭也很受不了自己的完美主義，曾表示希望自己變得能接受因不完美的球而得分，而不是過度期望自己打出完美的球。

我們雖然明白世上沒有「完美」，卻又忍不住追求完美。

研究指出，這和大腦中的一種複雜結構「扣帶皮層」有關。※10 一旦過度追求完美，大腦便會全速運轉，最後面臨爆炸的狀態。

Action
把「算了吧」當成口頭禪

我建議各位採取「不完美主義宣言」。「完美主義」是凡事追求成長的舊時代社會的負面副產物，事到如今，差不多可以慢下腳步了。某項研究指出，完美主義者一旦感覺理想與現實出現落差，就會導致憂鬱或自尊感低落。※11

正因如此，才要採取「不完美主義」，宣言「從現在起放下完美主義，用後資本主義的不完美主義看待事物」。只要減輕完美的程度，就能緩解你的大腦，清出新的空間。因此，請你養成「算了吧」的口頭禪，並且了解自己的能力所及範圍，不做勉強自己的事。

No. 7

重要的事情安排在上午

假如你想事半功倍

保持冷靜，集中精神，讓自己不過度激動、不感到疲倦。

麥可・舒馬克

EMPTY YOUR BRAIN

控制緊張的程度

知名高爾夫球手傑克・尼克勞斯（Jack Nicklaus）曾說：「要是當時再緊張一點，我就能再度贏下四大賽了。」**人類的工作表現和「情緒高昂」有密切的關係。**不過，情緒過度高昂會導致過度緊張，表現反而會下降。

以情緒高昂程度為橫軸，表現的好壞程度為縱軸，兩者關係如次頁所示。簡單來說，像尼克勞斯這樣贏過多場四大賽球賽，早已習慣賽事的選手，（由於習慣比賽使這項工作變得較簡單）必須帶有相當程度的緊張、從而提高情緒高昂程度，否則很難得到良好的成果。

反過來說，在面對困難任務時，不過度緊張反而較能得到良好的成果。

舉個例子，假設現在是籃球比賽的罰球時刻。罰球時需要比平常更多的專注力。假如這時有大量觀眾觀看，情況會如何呢？球員的緊張程度會提高，輕易超過工作表現的高峰處，於是便因過度緊張而失誤了。※12

此外，哥倫比亞大學的學生證實**有自信的人較不容易緊張，比起其他能力相同的人，更容易達到最佳狀態。**同樣地，**充滿自信的人也比過度在意結果的人更容易取得成果**，兩者的大腦運作甚至並不相同。※13 緊張與工作表現之間，果然有著緊密的連結。

哪個時段的工作效率最好？

關於一天當中工作效率最好的時段眾說紛紜，因為我們一整天的情緒會不斷波動。像是丹尼爾・品克（Daniel pink）的《什麼時候是好時候》便提到，早上進行業績報告較容易被上級接受。這項結果和科學刊物所刊登的，康乃爾大學的歌爾德（Golder）和

緊張程度和工作表現的關係

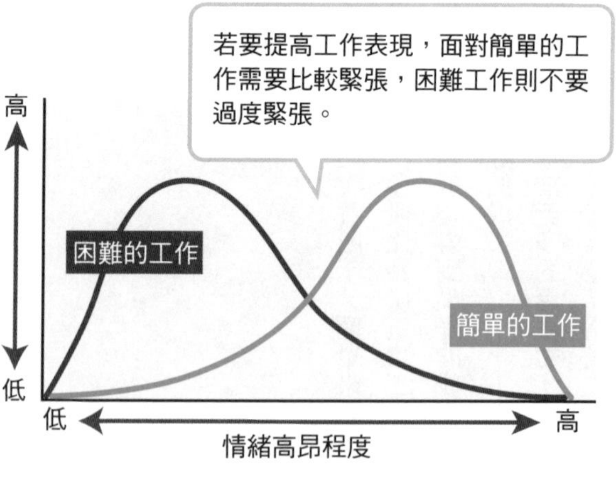

Myers, D. G.(2013). *Psychology*. Worth.予以改動

梅西（Macy）研究多達五億條推特的分析結果一致。這項研究指出，人們在清晨時心情較好，下午五點左右心情會降到谷底。※14

此外，聖母大學的華特生（Watson）等人進行的實驗，請一五〇人分別紀錄每一天的心情，最後得到四五〇〇份紀錄，發現**人們的情緒在起床後緩緩上揚，大部分的人在起床後七小時到達最高點**。※15 假如早上七點起床，情緒最高昂的時刻就落在下午兩點左右。

另外，普林斯頓大學卡涅曼（Kahneman）和克魯格（Krueger）的研究顯示，以美國女性而言，情緒可分為兩階段。※16

Action
將重要的事情排在你的黃金時段

雖然有人認為這三項研究結果之所以有差別，是因為數據取得的方式不同，但研究人員**綜合了多項研究後進行系統分析**，可以說人們的情緒都是在上午較佳，下午比較容易轉為負面、因過度緊張而導致工作表現遠離高峰階段。由此可見，關鍵的工作或許應該安排在上午進行。

關於人們情緒的研究成果各不相同

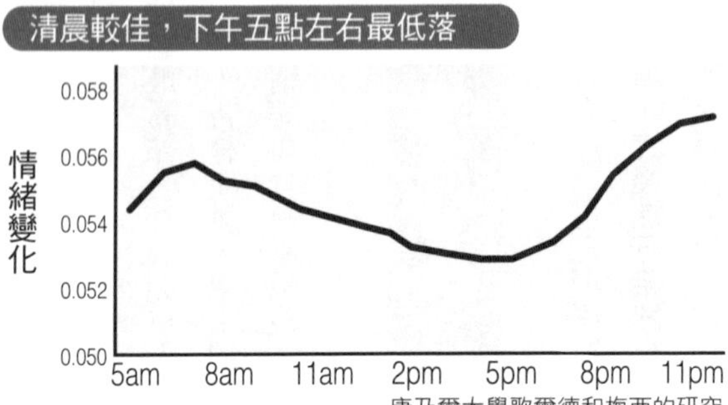

康乃爾大學歌爾德和梅西的研究

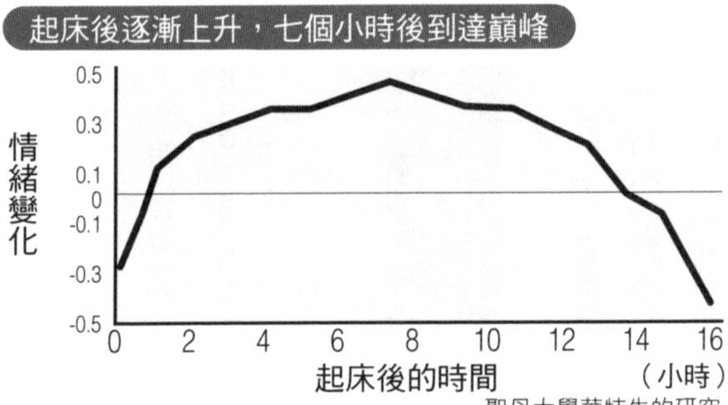

聖母大學華特生的研究

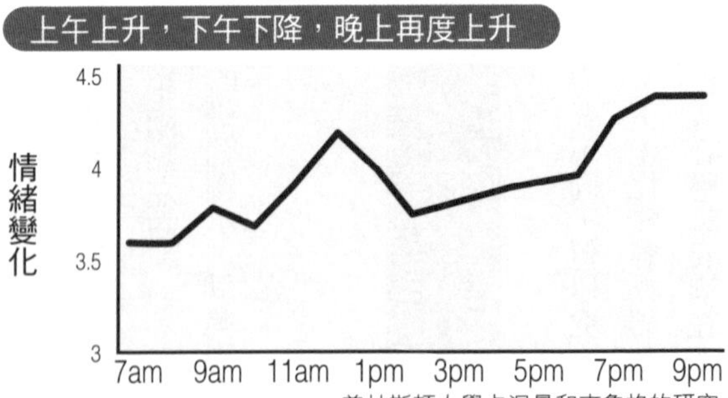

普林斯頓大學卡涅曼和克魯格的研究

不過，情緒波動**每個人不盡相同**，所以最好能定期量化你的情緒（市面上有各種APP），找出屬於自己的黃金時段（能發揮最佳實力的時間帶）。其實，我們並不需要時時刻刻拼命努力。

No. 8

用音樂替生活貼上標籤

假如你想徹底轉換心情

音樂是連結心靈與感官世界的媒介。

路德維希・范・貝多芬（Ludwig van Beethoven）

EMPTY YOUR BRAIN

音樂能拯救重症患者？

我每天早上洗臉時都會播放同一首歌。

那就是坂本龍一的《Merry Christmas, Mr. Lawrence》的前奏。

這首曲子讓我透過早晨的清水，感受到即將開始的嶄新一天有多麼崇高與珍貴。老實說，這個感覺無法用言語形容，但每當我聽到這首歌，就感受到一天有了好的開始。

不同於「思考」會奪走大腦的空間，從音樂那裡所得到飽含生命力的「感官知覺」，是將來人工智慧即使能替代人類思考，依然屬於人類獨一無二的價值所在。

白澤卓二醫生以前曾和我分享一則軼事，他任職的醫院值班室有人在吹笛子，碰巧笛聲傳到住院病房，結果重症患者的數量就減少了。

事實上，音樂帶給我們不少的正面影響。

根據二〇一五年倫敦瑪麗皇后大學霍爾（Hole）等人做的整合分析（將多個研究結果整合在一起的統計方法），手術前後播放音樂不僅能減少麻醉用量及手術後的疼痛與焦慮，還

能提高病人對手術的滿意度。※17

我還聽過這樣的故事。

有位長年受憂鬱症所苦的患者為了擺脫憂鬱症的陰影，製作了自己專屬的音樂清單，例如「難過時」「煩躁時」「焦慮時」聆聽的歌曲，選擇與當下情況相應的曲子聆聽，效果相當顯著。

近年來也出現了專門為醫療機構提供音樂之力的企業（Healing Healthcare Systems http://www.Healinghealth.com/）。

任何人想提供自行創作的音樂都能自由申請，一旦獲得採用便能拿到兩萬日元左右的報酬。也許你的音樂將出現在某家醫院裡，在不知不覺中拯救了誰也說不定。

怎樣的音樂對人「有幫助」？

到底怎樣的音樂才有效呢？

如果你想讓思緒沉靜下來，不妨試試 **Marconi Union 的《weightless（無重力）》**。

這首曲子最初的速度是一分鐘六十拍，接近我們心跳的速度，接著緩緩降到五十拍，因此內心也會跟著沉著下來。根據音樂治療師所做的研究，**人們聆聽這首曲子後壓力會減少六五%**。不過，關於這方面的理論五花八門，也許最有效的還是讓你**「怦然心動」的音樂**。

順帶一提，音樂不只可以用來調整個人情緒，也能用於群體。

比方說，當你想要振奮全家人的情緒時，運用音樂的力量能得到什麼效果呢？你是否曾經在音樂廳聆聽交響樂時，感覺與整個會場融為一體呢？或者是聽搖滾演唱會也一樣。

紐約市立大學的麥德森（Madsen）等人所做的研究證實，多人同時聆聽音樂時，腦波會出現同步的現象。※18 尤其是人人耳熟能詳的音樂，較容易發生這個現象，而不太熟悉的曲子較不容易發生。也就是說，我們的大腦聽到熟悉（例如副歌的部分）而怦然心動的音樂，便會感覺喜悅，並感受到合而為一的感覺。這項研究指出貝多芬知名的曲子比作曲家菲利浦・葛拉斯（Philip Glass）的陌生曲子，更容易讓人們的腦波同步。

Action

用喜歡的音樂替生活貼上標籤

不妨製作屬於你的音樂清單，操控自身情緒。

最好是使用你最有共鳴的音樂。根據當下的心情來製作音樂清單。

當你感覺痛苦時，運用這些「音樂」，替生活貼上標籤（將生活與音樂連結），也許會從中找到改變心情的關鍵。

如果能藉此**帶來好心情，便能減輕大腦的負擔**。

9

假如你把人生弄得一團糟
十次中有三次運用直覺，防止大腦疲勞

時時像個橫衝直撞的外行人一樣冒險、用直覺去賭，靈感才會湧現。

岡本太郎

EMPTY YOUR BRAIN

尾　狀　核

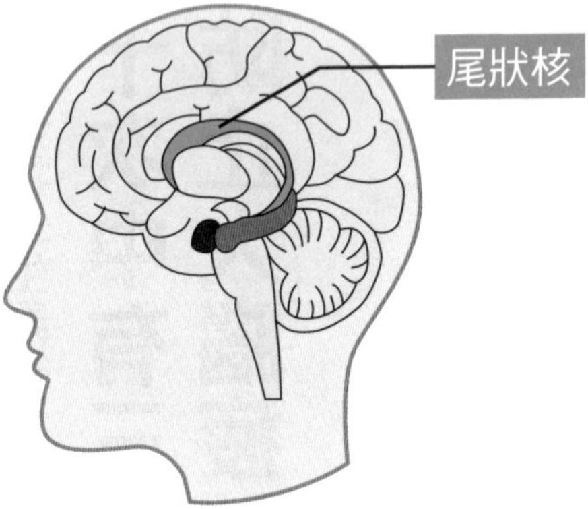

運用直覺，大腦不疲憊

二〇一一年理化學研究所的萬（Wan）等人所進行的研究顯示，資深將棋棋手憑直覺下棋時，大腦的某個部位運作得特別活躍。※19

這個部位是「尾狀核」。將棋初學者經過十五週的訓練後，在思考下一步棋時也會用到這個部位。

出乎意料的是，這個部位位於大腦核心「大腦皮質」的下方，屬於大腦較原始的部分。如今人工智慧的思考已經超越人類，在將棋的比試中甚至能打敗人類，而人工智慧的思考屬於大腦皮質的功能，這項發現卻指出位於大腦皮質下方的尾狀核與直覺有關，可說相當有趣。

小提琴演奏者持續練習一段時間後，便會無意識地用手指按住心弦，這時也會用到大腦皮質下方的部位（這種現象稱為「內隱記憶」（Implicit memory），和我們一般所謂的記憶不同）。

人類的直覺是反射性的，**運用直覺不會用到思考時的關鍵部位「大腦皮質」，因此不需要過度用腦**，這就是利用直覺的優點。

活在直覺中，不要活在道理中

歌手松田聖子曾在某次採訪中說道。

「我一直以來都是遵從直覺而活。」

看來直覺與藝術和創造力並不是無緣的。

京都有間寺廟名叫龍安寺，這間寺廟的枯山水庭院很有名。

龍安寺的庭院有十五顆石頭，不管從哪個方向看，都不可能同時看到所有石頭，這一點也相當有名。

學生畢業旅行經常會來這間寺廟，學生們看到庭院便脫口而出：「哇，好漂亮！」老師卻往往會問學生：「你們有辦法同時看到十五顆石頭嗎？」這時「好漂亮」就是直覺，「同時看到……」則是道理。如果你想充分領略藝術之美，記得好好珍惜第一眼時感受到的直覺。

日本的知名經典《善的研究》（西田幾多郎）將直覺形容為「純粹經驗」。純粹地體驗到美的那一刻，令人身心舒暢。然而，**用頭腦思考道理是人類的壞習慣。這會讓大腦皮質疲憊不堪，往往導致人生變得複雜難解。**

Action 每十次有三次運用直覺做判斷

假如你的人生陷入困境，有時不妨改用直覺做判斷，而不是繁複思考再做結論。例如當你看到美麗風景時，請讓自己佇足於最初的那份感受。

根據荷蘭研究人員史崔克（Strick）等人的研究，憑直覺判斷是種相當有效的方法。※20

不過，有時用直覺判斷事物，可能會摻雜一些偏離現實的結論，因此一開始建議十次中約有三次運用直覺即可。這項研究建議，當你面對特別複雜的事物時，先吸收必要的相關資訊，再靜待直覺降臨。

電影《白日夢冒險王》裡有個場景是，扮演職業攝影師的西恩潘想在喜馬拉雅山拍攝雪豹，但當他等待已久的雪豹終於現身時，他卻不拍了。這時他說。

「我不想被相機分心，我只想佇立在這一刻。（I don't like to have that distraction of the camera. I just want to STAY IN IT. Yeah. Right there. Right there.）」你也一定要好好享受直覺帶來的樂趣。

No. 10

假如你的內心徬徨不定

每天變換手機介面的APP排序方式

我們唯一確實擁有的，只有此時此刻存在的事物。
別錯過了！

利奧・巴斯卡格尼亞（Leo F Buscaglia）

EMPTY YOUR BRAIN

例行公事讓內心徬徨不定

某天早上起床後，我開始梳洗。

拿起牙刷、刷牙、洗臉、梳頭髮……

不知道為什麼，那天我突然想要改變一下梳洗的先後順序，結果平時的節奏立刻亂了調，這時我才驚覺，每天的例行公事早已變成根深蒂固的習慣。

採取例行公事時，我們的內心徬徨不定。因此我們很容易一邊做著例行公事，心中一邊浮現未來與過去的種種，像是「今天的行程是這樣啊……」「唉，又要見到那個人了，真討厭」。

內心徬徨不定會占據大腦的空間，而這將導致幸福感降低，這一點我想已經有很多人聽說過了。

為了避免發生這種情況，很多人會建議大家改變每天的例行公事，例如不買定期車票而更換每天早上搭車的路線。但這個方法不是每個人都有辦法做到。

既然這樣，不妨把辦公桌換個方向擺。如果不行，也可以改變辦公桌上物品的擺放方式，或是乾脆換個地點工作。確實有些創意工作者每當想不出新點子，就會換個不同的環境試試。

一項研究指出，當白老鼠住在有許多外物刺激的奢華空間時，大腦掌管記憶的區域（海馬迴）細胞增加。※21 因為各種不同的刺激可以促進大腦成長。

創造變化，讓內心停留在當下

如果總是在朝向同方向的辦公桌工作，大腦就會記住這個「環境」，不知不覺大腦的一切運作都會配合這個環境。於是想出的點子就變得單調乏味，**也容易導致大腦出現紛亂。**這個情況有可能造成大腦空間被塞滿。

這時就需要有所「變化」。

不妨採取以下方法。

- 站著工作。
- 在鞋子裡放入硬幣，就這樣過一整天。

・手錶戴到右手。

這麼一來，大腦會感到驚訝而自由起來，於是大腦就不容易出現多餘的思考了。

Action 每天改變手機的 APP 排列方式

埃默里大學的海森康（Hasenkamp）等人所做的研究顯示，注意力訓練可以鍛鍊有關切換注意力的大腦迴路，減少內心徬徨不定的狀況。※22

生活在現代社會，每天都會接觸到的就是「手機介面」了。

因此我建議各位改變手機的 APP 排列方式。

只要你稍微改變 APP 的排列方式，應該就會確實感受到平時習慣的動作受到干擾，於是便能減少不必要的思考。這是我很推薦的方法。

No. 11

假如你的心裡七上八下 運用摹寫語句描述五種感官知覺

別思考，去感覺。

李小龍

精進五感，感受當下

據說二〇五〇年全世界將有三分之二的人住在城市。

養老孟司（譯註：日本的醫學博士）說過，隨著都市化發展，身體的重要性日漸增加。因為坐在辦公室的靜態工作增加，人們走動的次數少了，活動身體的機會大幅減少。

我感覺人們能充分確認存在於「此時、此刻」自己身體的機會，變得越來越少了。

近年來興起一股小型的佛教旋風，釋徹宗對此表示，這就是人們回歸到「身體性質」的表現。

若想替大腦清出空間，必須主動將注意力轉而放在「身體」上。這是因為，將注意力放在身體時所用到的大腦區域，和思考時是不同的。

談到身體，**「五感」**便顯得很重要。

日本人原本就是感官知覺敏銳的民族。

這一點可以在茶道上清楚看出。

森下典子的知名著作《日日好日》記錄了她長達二十多年的茶道經驗，同時描寫她五種感官的覺醒過程，其中特別是她察覺到不同季節的雨聲有所不同，這份體會尤其鮮明。因為植物的葉子茂盛生長後，雨滴反彈後的聲音也會不同。

觸覺是五種感官中最早發展的，也是人類歷史上最原始的感官知覺。

從懷孕第十週開始，胎兒便藉由觸碰子宮壁，開始強化自己的觸覺。

慶應義塾大學的觸覺研究者仲谷正史指出，人類觸覺的敏銳程度十分驚人，腳底甚至能察覺到直徑僅數十微米的頭髮。

我還聽過這樣的故事。

聽說剛從珠穆朗瑪峰下山時，嗅覺會變得極為敏銳。因為珠穆朗瑪峰沒有任何生物，也沒有任何氣味，所以從那個環境回到俗世後，便能聞到原本聞不到的氣味。由此可見，我們的嗅覺在日常生活中變得相當遲鈍。

Action
鍛鍊五感

如果你想增加大腦空間，一定要鍛鍊五感。

順帶一提，就像侍酒師透過經驗積累來鍛鍊味覺一樣，我們的五感也是可以鍛鍊的。

例如你可以買五條水彩顏料，隨心所欲地擠出來，直接用手揉捏顏料，再將不同顏色混合在一起。想必這個觸感是平常很難遇到的經驗。

或者，你也可以淋淋雨，感受雨滴打在皮膚上的感覺，或是光腳走在草坪上。也許你會驚覺原來腳掌長期包在鞋子裡，一直都沒有機會感受到這麼鮮明的觸覺。仲谷正史博士表示，用狀聲詞或摹寫語句來描述觸覺，也是一種很好的鍛鍊方式。甚至我們可以更進一步，用摹寫語句來描述五種感官知覺。例如：當你看到卡拉揚指揮貝多芬第九號交響曲，就用摹寫語句形容卡拉揚的動作。

磨練五感能讓人從「思考腦」轉變成截然不同的模式。這麼一來，大腦的空間便能增加。

你是否願意將思考的工作交給人工智慧，讓自己發展出適用於未來的大腦呢？

第 2 章

將工作與自己切割開來

SPACE FROM WORK

SPACE FROM WORK

和工作保持距離

職場正是資本主義的實踐場所。我們每天被時間追著跑，背負著業績成長的宿命，許多人在工作中迷失了自己。為什麼工作帶給我們這麼大的壓力？

第一個原因是工作掌握著我們的收入，而收入與我們的生活密不可分，第二個原因則是人們有強烈的「工作＝自我實現」之信念。但各位也知道，很少有地方像這樣乍看之下合情合理，卻有如此多不合理之處。公司為了業績而提出不合理的要求；精於處世之道的人能步步高升，認真的人反而吃虧。於是，壓力自然日漸累積，職場成為滋生心理問題與過勞死的溫床。

因為工作的關係，我見過許多被工作壓力壓垮的人們，我發現在各種不同的壓力中，工作壓力可謂相當棘手的一種。人們的工作壓力會一直延續到下班後，工作相關的事情常常在腦海中盤旋不去。然而英國的數據指出，正念冥想能同時讓思考與疲勞減少至四分之一。該項研究也顯示占據大腦的思考正是造成疲勞的原因。

所幸學界普遍認為，未來我們不再需要工作，換句話說，人們不必再為工作賭上自己的人生。如果你看清了未來的社會趨勢，選擇可以守護自己的生活態度、降低勞動的負荷度，就該和工作保持適當距離（空間），致力於維持工作與生活的平衡。

那麼，該怎麼將工作與自己切割開來呢？到底要怎麼做，才不會被工作的人際關係壓力擊垮呢？

本章將介紹多項精選技巧，包括如何和職場保持距離（空間）、保有自我，更重要的是，如何減少疲勞、在工作以外的時間增加大腦的空間。

No. 1

假如你對奔波於工作與家庭之間感到疲憊

設置逃離處「第三地點」

那是我們能展現真正自我的地方。
大家都知道彼此名字的地方。

克里斯多福・彼德森（Christopher Peterson）

SPACE FROM WORK

人人都需要一個逃離處

有位日本人自從被公司調來美國工作後，面臨工作不順、家庭失和的狀況，一天二十四小時都宛如身在戰場。日本有下班後結伴飲酒的文化，但美國人普遍開車上下班，並沒有這樣的習慣。這時他才赫然發現自己「找不到一個能歇歇腳、喘口氣的地方」。

有個詞叫第三地點（Third place）。

第三地點是指除了家和工作地點之外，一個令人安心的地方，星巴克便是以此為目標而為人所知。這個詞是一九八〇年代由美國人瑞伊．歐登柏格（Ray Oldenburg）所提出。※1

紐約中央公園的設計者費德列克．洛．奧姆斯特德（Frederick Law Olmsted）也深諳大都會必須設置第三地點的道理，聽說他會在附近的醫院發傳單，邀請患者前往公園。實際上，都市化確實讓第三地點大幅減少了。

前來我的診所看診的患者們所找到的第三地點，有健身房、桌球館、咖啡店等各式各樣的場所。但也有不少患者始終找不到適合自己的第三地點，曾經有名患者原本遲遲尋覓不到第三地點，直到有天猛然想起自己有潛水執照，一時興起出發去抓龍蝦，結果偶遇大量的美麗烏賊，這才發覺那裡正是自己的第三地點。事後他帶了當時的照片給我看，那天他露出的表情比之前任何一次都燦爛。

會逃跑的人才堅強

第三地點的人際關係型態最好與工作及家裡截然不同。

在這裡，可以褪去平時的身分地位，舒服自在地展現原本的自己，還能說出平常不能說出口的話。這樣的地方對健康有益。研究指出在第三地點的**社會連結有助於長壽、心理健康與幸福**。[※2]

也許你對「逃」這個字會產生抗拒感，但我發現肯逃跑的人其實非常堅強。請你消除「逃跑＝軟弱」的刻板印象，過於死板的認真心態並不能適用一切事物。

某項研究找來了德國四五〇名急診醫生進行觀察，發現女醫生遇到壓力時選擇「逃跑」的次數多於男醫生，且較願意尋求社會支持（Social support，他人的協助）。必要時選擇逃離、向人求助，你覺得這樣的女醫生軟弱嗎？你不認為這些女醫生採取了極為合理的壓力應

對方式嗎？（畢竟她們在從事急診醫師工作時，可絕對沒有逃跑！）※3

本節一開始提到的那位派到美國工作的日本人，曾苦於找不到一個逃離處，直到過了很長一段時間才回想起來，他每次到電器賣場都會不可思議地平靜下來。看來他真的很喜歡看電器用品。而且，電器賣場也不是什麼很遠的地方，即使行程繁忙還是抽得出時間過去。

從此他把這裡定為第三地點，之後的事情你或許難以置信，他原本的緊繃感慢慢消失，整個人逐漸放鬆下來，彷彿這是他人生首次確保了一個安全場所似的。

美國人的人生匆忙，一路上從學校畢業、求職、結婚後有了小孩，光是為了履行責任便傾盡全力，沒有一個額外的歇腳處。他就像是想從中逃離、找到屬於自己的空間一樣，踏上了嗑藥之路。直到好一段時間後，他才總算察覺到第三地點的必要。

Action 尋找第三地點

請你一定要找到能讓你的內心自由呼吸的、專屬於你的第三地點。

這裡舉幾個參考選項：網咖、動物咖啡廳、常去的餐廳、共同工作空間（由於這是工作場所，因此屬於二・五地點，但這裡也能在消除工作隔閡的狀態下交流）、可以躺著看漫畫的地方、計程車裡面、車友會、享受個人嗜好的空間。

在第三地點的協助下，讓第二地點（工作）逐漸淡出人生的重心。

北科羅拉多大學的索克普（Soukup）主張「聊天室」等線上或虛擬的第三地點具有撫慰身心的效果。[※4] 對了，還有一名人士發現線上KTV「Smule」也可作為第三地點。或許正如導演史蒂芬史匹柏執導的《一級玩家》劇情那樣，虛擬世界現在已經成為能讓人遠離現實的第三地點了。

No. 2

假如你想擺脫看不到盡頭的灰暗生活

設置「第四地點」

每個人在世上必定有一個心靈的棲息處，你對這個地方會有「自己屬於此地」的特殊感覺，帶給你力量與源源不絕的生命力。

馬特歐．索爾（Mateo Sol）

SPACE FROM WORK

每個人都有一個屬於自己的特別地方

這是一個公司經營者的故事。公司的業績不見起色，工作壓力直逼天際，生意上陷入沉重的危機。他嘗試了藥物、針灸、按摩等形形色色的壓力消除法，但在壓力的高牆面前仍舊全軍覆沒。

就在這時，他突然告訴我「找到解決方法了」。

我忍不住豎起耳朵。

這個解決方法是**開車穿越沙漠地帶**。

洛杉磯近郊有多片沙漠地區，其實從以前就存在了，可說是稀鬆平常的光景，但直到我有一天開車經過沙漠地帶才真正察覺到，內心不知為何一點一滴地輕盈起來。我在反覆開車的過程中，壓力不可思議地逐漸消失。

搞不好是事到如今突然回頭看看沙漠，促使我回想起從日本剛來到美國時的心情。

還有一次有位女性菁英深受龐大的壓力所苦，處於一籌莫展的絕境。她當時也說：「我每次到洛杉磯北方的某個地方，都會覺得心靈獲得救贖。我是不是應該再去一趟？」結果，這為她長期的陰鬱日子畫下了終點。

我並不是在說「能量景點效果驚人」之類不科學的話，重要的是**每個人心裡都有某些具有特別意義的地方**，而這個地方並非**「第三地點」**而是**「第四地點」**。

故鄉能拯救我們

說起每個人共同的第四地點，恐怕就是「故鄉」了。我將這種現象稱為**「家鄉效應」**，事實上，**從小長大的地方所帶來的效果，甚至勝於第三地點**。

根據中國深圳市的三千名勞工資料顯示，因故遲遲無法返回故鄉的人們，產生心理問題的風險增加五〇%。※5

事實上，我自己也有一些對我來說很特別的地方。我說不出這些地方為什麼特別，但每當我置身於這些地方，不知為何內心總會平靜下來。或許是因為這些地方的材質或隔間，不可思議地和我的頻率很合的緣故。有時我在山野間跑步，會看到路邊長著較矮小的樹木，樹下總是有片舒爽的樹蔭，像這樣的小地方也能幫助我從工作抽離出來，讓我有種十分特別的感覺。

Actions

找到屬於你的「第四地點」

請把手貼在胸口上。這裡要教的方法是針對有心靈創傷的人，在回想起相關記憶、湧現痛苦情緒時，讓內心平靜下來的方法。想想看，哪個地方對來說很特別？你第一個想到的地方是哪裡？這個地方哪個部分很特別？想起這個地方時，你感覺身體出現了怎樣的變化？假如這個地方很遠，不能說去就去，請你把注意力放在身體的這股感覺上，靜待片刻。

第四地點有可能是：過去曾待過的寄宿家庭、飽含回憶的旅遊地點、Wwoof（供人在有機農場打工換宿的國際組織）、神社裡、有兒時玩伴的同學會。第四地點就像是一種「安全基地」。

No. 3

假如你的腦袋整天都塞滿工作

確保睡眠時間，行程表的兩成留白

我每天晚上睡著時都死了。
隔天早上醒來時，再次重生。

莫罕達斯・卡拉姆昌德・甘地（Mohandas Karamchand Gandhi）

SPACE FROM WORK

一旦睡眠不足，內心將疲憊不堪

幾乎所有被工作壓垮的人，都沒有充足的睡眠。

這些人的工作忙到必須縮減睡眠時間，又因為被壓力壓得喘不過氣來，大腦忙碌到想睡也睡不著。

根據英國的勞工數據顯示，有高達八成的人在工作結束後，依然會忍不住去思考工作的事。※6

如果你想消除壓力、找回自我，最聰明的方法就是確保睡眠時間，並和工作保持應有的距離。而為此就該謹記：**訂定一天的行程表時，從睡眠時間開始排定**。第一步先確保睡眠時間，再分配剩下的時間給工作等其他事情。

這幾年來，睡眠不足對健康的危害已經普遍為人所知。

大分大學針對五千多萬人的數據進行綜合分析，**一天睡眠時間不到六小時，和死亡率上升之間有正相關**，並證實睡眠時間過少會造成糖尿病、心臟疾病、肥胖等風險提升一〇～四〇%。※7

台灣的研究也顯示一週工作時間超過六十小時，冠狀動脈疾病（心臟的血管堵塞為過勞死的原因之一）的風險增加二・二倍，睡眠時間不到六小時的人則增加至三倍。※8 看到這裡，想必你已經明白，以工作優先而縮減睡眠時間是多麼可怕的事。

忙碌會奪走我們的人格

我曾對一位擔任公司經營者的患者說：「現在出去做你喜歡的事，做完再回來。時間由你自由決定。」過了大約十分鐘他便回來了，這時他告訴我：**「我從來不知道無所事事的時間，是這麼地奢侈。」**

我們的睡眠時間越是不足，就越是被時間緊追在後。

與此同時，甚至還失去了某些重要的東西。

我要分享一起我個人很喜歡的實驗，這是關於牧師養成學校的事。

這起實驗將學生分為兩組，告訴第一組「下堂課別遲到」並催促他們前往教室地點，至於第二組則直接請他們前往目的地，沒有提到任何有關時間的事。接著，在學生們前往教室的途中，安排喬裝的工作人員向學生求助，觀察這些牧師見習生是否會幫助這個人。你猜哪一組比較願意伸出援手呢？

沒錯，就是沒有被時間追著跑的那組。即使是以牧師為職志的人，一旦被時間窮追不捨，也會失去原本助人的初衷。這起實驗彰顯了**時間的有無會奪走人類的本質。很有可能引起本末倒置的現象**。

為什麼企業要提供員工冥想課程？

美國現在有許多企業將正念療法納入公司內部。

美國安泰人壽自從提供員工上正念課程後，員工的醫療費用便明顯下降，更令人驚訝的是，公司的業績也增加了。

或許正念課程會剝奪工作的時間，但也因為公司整體員工多了這段遠離工作的空白時間，最後得到了對公司有利的結果。更重要的是，員工變得更健康了，這正是公司最希望看到的情況。

由於正職工作領的是固定薪資（按時間給予薪水），因此我們總是被時間追著跑。我們之所以能領到錢，靠的是在一定時間內完成工作任務，也正因如此，再也沒有一個地方像職場這麼容易形成時間壓力與任務導向（Task oriented）的狀況。

人們面對工作往往容易急躁，一心只想著完成眼前的工作。然而，這麼做未必就能帶來最高的產出。因此，谷歌也引進正念療法的做法，訂定專屬的休息時間，每到這段時間辦公桌上的電腦便會貼上暫時停止的標誌，就是為了打破員工被時間束縛的慣性，讓員工能有更好的工作表現。

況且這麼做不只能改善工作表現。就像安泰人壽的例子那樣，正念療法還能增進谷歌員工的身心健康。

我自己也深有體會，每當我從基礎的工作模式脫離出來，創意就會開始湧現。我感覺大腦的空間讓我整個人變得豐滿起來。

Action

從睡眠時間開始安排一天行程

如果你的工作忙碌不堪、累積了不少壓力，請你從睡眠時間開始規劃一天的行程。

在你的行事曆手冊上，一定要記上「從幾點睡到幾點」，確保每天的睡眠時間。再用剩餘時間分配做其他事。萬一晚上無法入睡，建議採取的方法有**①身體掃描（Body scan，正念療法的一種）②聆聽說故事的App③聆聽播放雨聲的App④戴上薰衣草香氣的眼罩**。很多人使用上述方法後都成功入睡了。

同時還要記得，在一天當中加入「空白」的時間。

每三個月設定一個「懶惰日（lazy day）」，這一天什麼都不做。懶惰日是正念療法的衍生概念，根據塔斯馬尼亞大學的巴特雷特（Bartlett）等人針對職場上的正念療法效果所做的綜合分析，證實對人們的壓力、焦慮、睡眠等整體健康都有所改善。※9

利用這段遠離工作的空白時間幫助別人、和他人交流，能促進心理健康，讓我們感到幸福。記得在家擁有屬於自己的時間、定下懶惰日、擁有充足的睡眠並刻意讓行程表的兩成空下來，才能**充分將工作與自己切割開來**。

No. 4

假如你被工作追得喘不過氣
向人傾吐你的脆弱

我們的強大來自脆弱。

拉爾夫・沃爾多・愛默生（Ralph Waldo Emerson）

SPACE FROM WORK

正因為脆弱，才能變得堅強

星巴克前執行長霍華．舒茲（Howard Schultz）曾說：

「領導者必備的特質當中，最容易被人忽略的就是**脆弱性（Vulnerability）**」。

在星巴克面臨倒閉危機時，舒茲花了相當於十幾億台幣的鉅款，找來全國各地的店長，對他們發表一場破釜沉舟的演講。據舒茲本人所說，他當時內心充滿焦慮與恐懼，但他卻鼓起勇氣、全心全意信賴這些店長，基於自身的脆弱性而站出來向全國的店長們喊話道：「我需要你們的幫助。」

此外，體育心理師田中京也建議大家在回顧過去的事物時，「不要淨想那些挫折本身，要充分回想當時是怎麼從挫折中重新振作的」。舒茲確實就是如此，他清楚記得自己是如何透過那場背水一戰的演講，讓星巴克起死回生的。**著眼於重新振作的那股力量。**這也就是脆弱的力量。

當個願意吐露內心怯弱的人

許多美軍士兵在越戰時都成了戰俘。

他們被關在單人牢房，受盡虐待，不知道死期何時將至，每天都活在恐懼之中。

但有些士兵面對如此極端的壓力卻沒有被擊倒。之後，研究人員針對這些士兵進行研究，發現這些士兵曾經互相幫助，他們透過單人牢房的牆壁，和隔壁的戰友敲著牆壁傳遞摩斯密碼（因為戰俘禁止說話），互相傾吐心裡的怯懦，給予彼此支持，他們就是這樣克服苦難的。

我也曾有位任職於大企業的患者，他藉著不斷向我訴說內心的脆弱而度過危機。他總是一直對我抱怨他的主管與公司，告訴我他實在撐不下去了，直到有一天，他突然恢復原有的模樣。

「為什麼我會這麼生氣啊？」

實際向別人傾吐，可以幫助你客觀看待自己的心情。事實上，這名患者便曾提到：「說出來以後，就能整理好心情了。」

有辦法「向他人展露弱點」的人，和那些做不到的人相比之下，人生來得更加輕鬆，不是嗎？**傾訴心裡的怯懦並非脆弱的行為，反而和逃跑一樣地「堅強」。**

必要時直接了當地向人傾吐心裡的怯弱，可以幫助你和工作拉開一定的距離。你應該要有個值得信賴、推心置腹的人，在這種時候聆聽你傾訴。每個人都可以不顧一切地訴說自己的怯懦心情。

Action 向人傾訴你的脆弱

別害怕被人看作是脆弱的人。**請你了解，我們都應該擁有脆弱的一面。**不要責備受苦的自己，需要他人協助時，請積極向人求助。

印第安那大學的索伊茲（Thoits）指出，**說出自己的怯弱能為心靈施灑養分、得到你的榜樣給予的建議。**※10

即使輸給眼前的艱苦也無妨。**你只要記住，當你有天振作起來時，要牢牢記住重新振作時的那股力量。**

No. 5

假如你累得努力不下去了
換個方式說

注意你的思考，因為思考總有一天將化為言語。
注意你的言語，因為言語總有一天會化為行動。

德蕾莎修女（Teresia de Calcutta）

SPACE FROM WORK

別用言語為自己施加詛咒

這是二〇一八年五月，日本針對勞動法改革所做的新聞報導。

「於本次會期結束前全力審議法案。」

「我們會充分利用這段時間，盡全力審議法案。我想只要拼盡全力，自然會得到理想的結果。」

「竭盡全力讓法案通過。」

「政府也想拼盡全力讓法案成立。」

「期待在此項法案的推動上有重大進展。」

「針對國會目前推動的法案，我們在野黨非努力不可，期待能有重大進展。」

或許這樣看起來，感覺就像那些稀鬆平常的新聞報導。

但仔細一看，你會不會覺得**「全力」**、**「拼盡全力」**、**「竭盡全力」**等字眼太多了呢？

明明是要改革勞工的工作環境，用意是「協助人民放鬆」，卻處理得這麼用力，總覺得有點不對勁。

「自我對話（Self talk）」是指對自己說些積極正向的話。

這個方法在體育界獲得極高反響，二〇一一年發表的綜合分析中，有三十二項研究證實**自我對話能提高比賽中的表現**。前面提到的那些政治人物，或許也是在利用這些語詞來鼓舞自己。

數據顯示，在勞動法對加班時數進行規範的狀況下，日本人依舊工作個不停，不動用帶薪假的比例是全球第一。在這種情況下，「竭盡全力」、「拼盡全力」等自我對話（即使只是說在心裡），恐怕會讓勞動者更加奮不顧身地投入工作。

因此，我建議大家別再說「我會盡全力努力」。

Action
換個方式說

這裡舉個例子。憤怒管理（Anger management，治療憤怒的課程）是針對各種狀況設立標準，讓學員明白「可以憤怒到哪個地步」、「到哪個程度就不要再憤怒」，從中心點畫出「絕對允許生氣的圓」、「看情況判斷是否能生氣的圓」、「保持在不生氣的圓」。一樣的道理，我們現在要設立「努力」的標準，同時規定好各個情況要使用怎樣的句子。例如以下這樣。

當你實在不得不表現出你的努力時，你才要說——

「我會竭盡全力地努力。」

大致上都必須努力的時候——

「我會努力盡我所能。」

只要用普通程度努力的時候——

「我會積極去做。」

不需要太努力的時候——
「我會做到差不多的程度。」
不必努力的時候——
「也許哪天有心情的話，我就會去做。」

像這樣規劃各種階段，不需要一直使用「竭盡全力」這個詞。事先規劃大致的標準，之後再由**你自己**判斷眼前的情況是屬於哪一個程度。即使你感覺不得不努力的時候，也要按照你心中的這個標準，而不是一味順應對外使用的說詞。

No. 6

假如你不懂得何時該偷懶

運用「疲勞指標」將疲勞程度控制在七〇%

他人心中的尺，你心中的尺，刻度都不盡相同。

香田光男

SPACE FROM WORK

不知道怎麼偷懶

有位患者長期深受壓力所折磨。

就我所知，她的個性過於認真，本身從事會計工作，對金錢可說是一絲不苟，再加上家中經濟相當吃緊，又覺得自己沒有好好照顧丈夫，因此不斷責備自己。總之，這名患者凡事都要做到一二〇%。

其實，社會上有很多這樣的人。

而這些人都有一個共同點。

那就是**就算別人對他們說「做到自己的能力所及就好」，他們百分之百都聽不懂**。因為他們早已習慣做到超出自己的極限。

高估自己的極限、不斷勉強自己將導致過勞死，**「努力就是美德」的社會價值觀把我們推向危險當中**。

每當我遇到這種情況，我都會告訴對方「做到七〇%就好」。

工時過長會提高過勞死的風險

每週工作時間超過55小時，
腦中風的風險增至1.3倍。

41～48 小時／週	49～54 小時／週	55 小時以上／週
1.1倍	1.27倍	1.33倍

※來自倫敦大學的凱維梅奇（Kivimäki）等人的研究，以每週工作35到40小時為基準。

根據歐美（歐洲、美國）和澳洲共計六十多萬人的數據所做的綜合分析指出，工作時間越長，腦中風（過勞死的原因之一）的風險也隨之上升。[※11]

比方說，若以每週工作三十五到四十個小時為基準，工作四十一到四十八小時腦中風的風險會增加一〇％，工作四十九到五十四小時增加二七％，工作五十五小時以上風險則增加三三％。

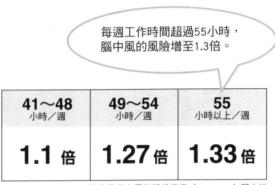

過勞死在台灣的嚴重性不亞於日本及韓國，近年來台灣也亟欲推出相關的因應政策。[※12]

但反過來說，原本每週工作五十五小時的人只要將時間控制在四十小時（大約減少三〇％），腦中風的風險便能降低四分之一。所以為了健康著想，如果你現在的工作時間太長，至少要將時數逐步控制在目前的七〇％。

如果可以的話，能控制在更少的時數當然更好，但光是減少至七〇％就有很多人覺得受不了了。事實上，本節開頭提到的那位患者也是花了不少功夫，才總算接受七〇％的做法，因為她會忍不住責備自己無能、沒有好好盡到該盡的責任。但事實上，唯有長期控制在七〇％的程度，才能真正發揮自己應有的力量。

Action 製作「疲勞指標」

「疲勞」很難由我們自己察覺。

因此才要將標準設在七〇％這個比較低的數值，假如你不知道七〇％的工作量是多少，請你參考以下的標準、製作自己的疲勞指標，並以七〇％為目標。

首先，運用「疲勞訊號」推斷你現在的工作量位於哪個水平。

有種指標叫**「小氣的居酒屋」**（編：此句的日文發音為けちなのみや）訊號。從缺席、訴苦、效率低落等跡象，可看出工作壓力發出的危險訊號，只要出現這些訊號，你的工作量

「小氣的居酒屋」訊號

- け　缺席
- ち　遲到、早退
- な　訴苦
- の　效率低落
- み　出狀況、犯錯
- や　口中說出想辭職

身體症狀

- 睡不著
- 吃不下
- 容易累

運用「小氣的居酒屋」訊號和身體症狀，確認你的疲勞程度。

便相當於一二〇%。

除此之外，如果出現**「說不出物品名稱」「身體會撞到東西」**等訊號，代表工作量超過百分之百。如果你覺得「下班回家後，感覺還可以做一件事（家事之類）」，代表九〇%；「回家後可以和家人說說笑笑」代表八〇%；「下班後還是很有精神，想要再去哪逛逛」代表六〇%。

也就是說，如果工作量在七〇%，代表回家後還能做超過一件事情（例如洗碗、洗衣服等），能和家人有說有笑的程度。此外，有些人則會用耳鳴當作檢測身體狀況的指標。

請一定要製作你專屬的「疲勞指標」。

當然，每個人多少有些差異，建議你根

據經驗逐步調整判斷依據。

關鍵在於學會巧妙地偷懶。而且，千萬別對此抱有罪惡感。真要說起來，其實這並不是偷懶，而是為了確保「生活空間」、取得工作與生活間平衡的必須要素。

No. 7

透過自我濾鏡質疑主管與公司

假如你承受來自主管或公司的龐大壓力

常識並不是大家都知道的，常見的東西。

伏爾泰（Voltaire）

SPACE FROM WORK

用批判的眼光看事物

我對高中課本裡的一篇文章〈擁有批判精神〉記憶特別深刻（摘自《如何正確思考》（《正しく考えるために》）（講談社現代新書）岩崎武雄）。這本書要我們擁有批判精神，不要將別人的話照單全收。事實上，批判精神也能幫助我們和工作保持距離。

有位上班族時常受到上司的恐嚇，苦不堪言。他經常嘔心想吐到無法站立的程度，打算去看職業健康醫師，卻遭到上司的阻攔：「這樣公司的事情（職權騷擾）就會曝光，不准你去。」雖然這完全沒有道理可言，但也許是因為他一直以來被教導要絕對服從上司，因此他也無法採取違抗上司的舉動。

前面提到的那篇有關「批判精神」的文章，便提到**「別在毫無批判的情況下盲從權威」**。人們總是帶著一副看不見的濾鏡，這副濾鏡可以過濾所有外在訊息，假如濾鏡沒有充分發揮功能，外界訊息就會毫無遮攔地直接映入眼簾，而這副濾鏡正是批判精神。

Action

戴上名為批判精神的濾鏡

我過去曾任職於某間診所，那裡有一套工作壓力的應對準則「道格守則」，這是由一個名叫道格的口無遮攔毒舌諮商師設計而成。

這套守則包含了：「公司裡沒有所謂的公平」、「公司掌握著你的經濟命脈」、「公司裡的人不是你的朋友和家人」、「只有你才能掌控你自己」。用睿智的話語一一點出工作的不合理之處。

每當你感覺有哪裡不對勁時，建議你戴上批判精神的濾鏡，想想看「要是我的話會怎麼想？」採取和公司裡九九％的人不同的看法。

中國西南大學的研究指出，懂得批判思考的人擁有較高ＥＱ，擅長處理由大腦衍生出的情緒。[※13] **自己的心靈，由自己來守護。主管所說的未必全都是對的。**有時候應該懷疑對方，用客觀的角度看待事物。我們正需要擁有這樣的勇氣。

No. 8

假如你總是小心翼翼看著他人臉色

嚴禁暗自揣測，直接詢問對方

「總是溫柔體貼、替人著想」，我才做不到咧。
原因很簡單，因為我沒那個時間。

阿金（譯註：動畫嚕嚕米的角色）

SPACE FROM WORK

暗自揣測會讓大腦疲憊不堪

有一次，我的主管走過我的座位，我們四目相交。

當下我心想。

「咦，我最近出了什麼錯嗎？怎麼辦？要是這次的工作評鑑結果不佳，搞不好會被解雇……」

我們常聽到別人說：「要會考慮別人的心情。」還有「揣測對方的心意」、「替人著想」也都是耳熟能詳的詞語。我們的社會把揣測別人的心情視為美德，但人們經常做得太過火，而且還是朝向負面的方向進行。

當我們在揣測別人心意時，大腦有個部分會開始旺盛運作。

事實上，這個部位和「煩惱將來和過去的事物、讓大腦疲憊不堪」的部位相當類似。**解讀他人內心很重要，但這也往往是過度使用大腦的元兇**。※14

我曾經有名患者，深信別人覺得他臉上的某個部分很怪異。「別人一定都覺得我的臉很奇怪！」想到這裡，他就不肯和人見面了。

Action 直接詢問對方

我給這名患者的建議是，直接詢問對方。問問對方：「我的臉看起來很奇怪嗎？」

工作也一樣。當你苦苦揣測別人的心情、顧慮太多而動彈不得時，**請你直率地詢問對方，免得過度使用大腦**。運用這樣的方式，調整你和主管與工作間的距離。

No. 9

星期天晚上閱讀格言

假如你有星期一憂鬱

人生不該靜待暴風雨過去，而是要學會在雨中跳舞。

薇薇安．葛林（Vivian Green）

SPACE FROM WORK

人在星期五感覺最幸福

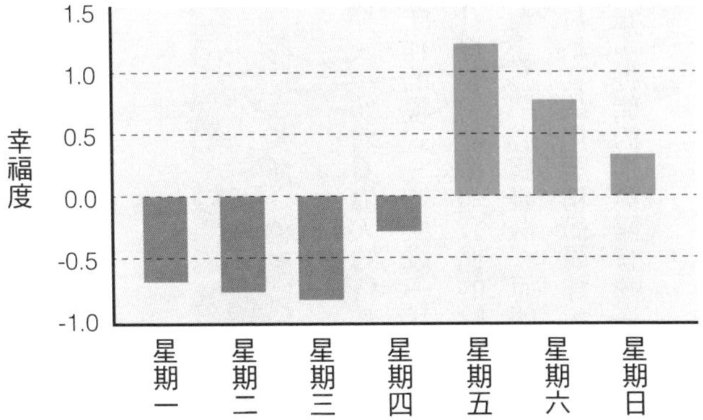

摘自克萊莫（Kramer）的研究

人們的幸福度在星期五達到巔峰

日本有個詞叫「海螺小姐症候群」，是指星期天晚上一想到隔天的工作，整個人就憂鬱了起來。（譯註：海螺小姐是日本的知名作品，長年於星期日晚間播放，因此日本人將星期日晚上的憂鬱賦予其名，稱為海螺小姐症候群。）

事實上，這種情況是有數據支持的。有項研究收集從二〇〇七年九月起約三年的時間內，臉書上高達數十億的貼文，判斷為「正面語句」或「負面語句」，從中得知**人們的幸福度在星期五達到巔峰，星期六、星期天開始減少，星期一、二、三處於最糟糕的狀態**。※15

不過，研究也發現**負面心情不會持續太**

久。當人們因為吵架、小孩生病、發生行車糾紛等事情而情緒消沉，隔天心情幾乎都會有所改善。[※16] 講得更確切一點，就算你發生了什麼不愉快的事，隔天的心情往往都會比平時更好。因此即使星期日晚上的心情很差，也不需要太過在意。

Action

星期天閱讀格言

星期天不妨看看偉人的格言來排遣陰鬱的心情。只要從格言得到種種啟發，或許就能從「厭惡工作的模式」切換成「我也要和他看齊」的心理狀態。

為什麼格言能激發我們的幹勁呢？這是因為人們對於受人尊敬的人、成就非凡的人所說的話，會視為「心靈雞湯」而聽進心裡。

由於格言的用詞精簡凝鍊，人們更容易受其感染。拉斐特學院的研究顯示，兩篇相同內容的文章，押韻的那篇擁有較高的說服力。由此可見格言也帶有言語的力量。[※17]

No. 10

假如你怕被炒魷魚

把辦公桌整理乾淨到可以隨時辭職的程度

本來無一物。（一切事物原本皆為空，不該有所執著。）

禪語

SPACE FROM WORK

抱著隨時都能辭職的心態

我曾和某個人一同前往他上班的公司，看到他的辦公桌我大吃一驚，因為上面沒有半個東西，彷彿是個沒人坐的位子。他的整理技巧著實令人驚嘆，所有資料都用雲端管理，不論身處何處都能取得資料。

許多患有憂鬱症的人都表示，打掃有助於改善心情。我們的辦公桌和房間的景象，或許正映照出我們的內心，因此將這些地方打掃整潔乾淨，可以說是將工作與自己拉開距離的好方法。

不過，這個人把辦公桌整理乾淨其實另有原因。

「這樣一來，隨時都能辭職。」

比起他的整理技巧，我更是對他不為五斗米折腰的態度佩服之至。

司馬遼太郎說，日本人的基因具有的**「公眾意識」**最早可追溯至戰國時期。當時開墾邊陲地區的農民被驅離中央，向「公家」誓言盡忠孝之義。

現今的日本依然保殘留著**「公司＝自我認同」**的**痕跡**。

而這份無形且根深蒂固的價值觀，在終身雇用制崩解下，不得不另找工作或主動請辭時，**「自我認同危機（Identity crisis）」**便會降臨在我們身上。

Action 準備隨時都能辭掉工作

有為數眾多的人在退下工作崗位後，內心的平衡就此崩塌。

芬蘭和英國的研究人員針對近四千人進行研究，證實退休後憂鬱症的發病率高達退休前的一．五倍。※18

為了避免這種情況發生，在工作任期內就該學會和工作保持恰當的距離。保持身無罣礙（像是把辦公桌整理乾淨、不出賣自己的靈魂，便屬於此），隨時做好遠離工作的準備。

這並不是要否定各位對工作的熱忱。

不過，人生應該要用更加整體的角度來看。工作只不過是其中的一部分。

你是否已經準備好，隨時都能辭職了呢？

No. 11

假如你身處逆境

不勉強自己迎戰，如楊柳般順風飄揚

唯有了解黑，才能知曉白是多麼地白。

美輪明宏

不做無謂的戰鬥

鈴木一朗曾經描述道：「依賴肌力的棒球只會不斷退化。」

以初動負荷理論（Beginning movement load theory）為基礎的柔軟有彈力的訓練方式，給人「柔」而非「剛」的印象。想必鈴木一朗這段話的意思是，**比起那些乍看之下很強大的事物，柔軟的事物反而更加強大**。

有一名菁英分子兒時曾遭同儕欺負，導致他始終沒有自信，總是對週遭的人們感到畏懼。但有一天，他彷彿從「受傷的熊」身上看到了自己。聽說熊受傷後反而變得更強，正因為他的身上背負著欺凌的傷痛，因此不會做無謂的爭鬥，從此他的想法便轉彎了：其實他比毫髮無傷的熊更加強大。

柔韌地搖曳才是真正的強大

說到強大，我們常會聯想到岩石之類的形象，但其實**真正的強大應該像楊柳這樣，無論**

被風如何吹打，始終柔韌地搖曳、絕不會折斷。

有名從事顧客服務工作的人，曾說過這樣的話。

「每天都有大量的客訴上門，其中也不乏憤怒至極的人，但迎面和他們爭鬥並非聰明之舉。首先，我們要接納憤怒者的心情，理解他們，這麼一來，對方的憤怒便會出乎意料地平靜下來。」

面對逆境始終不屈不撓，這樣的強大稱為**心理韌性（Resilience）**。

研究證實擁有心理韌性的人，思考方式相當柔軟、靈活。

舉個例子，有項研究針對韓國空軍飛行員進行調查，發現思考的靈活度和心理狀態有關。[※19]另一項研究針對大學生進行調查，也顯示**靈活且柔軟的應對方式，能有效保護自己免於壓力的侵襲**。[※20]

有一次，愛迪生的工廠被燒光，一切付之一炬，這時他說：

「這樣就能從頭來過了。」

請你以楊柳般的強大為目標。

假如你現在正面臨逆境、遭受狂風吹打，或許這就是你提高柔軟、靈活度的好機會。預期迎面扛下工作的壓力，不如好好感受柔軟靈活帶來的「空間」，肯定會有幫助。

Action
從大腦改變思考方式

我們要學會柔韌思考。為此，關鍵就在於**柔軟與彈性**。

比方說，「這是讓我成長的機會」或「眼前的逆境一定是有意義的」，用柔軟而靈活的方式思考。哥倫比亞大學的安那克（Anacker）等人所做的研究顯示，柔軟而靈活的思考會促使大腦細胞增生。[※21] 換句話說，面對逆境時靈活且柔軟的內心，能為大腦添加新的空間，重整心態、面對挑戰。

第 3 章

解放自己

RELEASE YOURSELF

RELEASE YOURSELF

解放自己，喜歡上自己

除了工作壓力外，低自尊也是侵占我們大腦空間的一大元凶。現代人對自己相當嚴厲，雖說美國人也有這樣的傾向，但尤以日本人和一部分的亞洲人特別顯著。對自己過度嚴格不只會降低自我評價，同時也會伴隨強烈的疲勞。

不管是我長期的臨床經驗，還是科學數據都在在顯示：對所有人來說，自尊都是極為重要的。

宛如自虐般地努力可說是日本人的註冊商標，當日本人身在群體中，經常會扼殺自我、壓抑自己的真心話，形成緊緊捆綁自己的無形繩索。

在這個視業績成長為必要條件的社會中，別人對你的評判掌握了生殺大權，於是往往使人們過度期望獲得他人認可。不斷和別人比較便是負面情緒的根源。遭人拒絕、排斥所帶來的痛楚，更是讓大腦疲憊不堪。

首先，我們應該直接從剷除低自尊的根源著手。再來，若能進一步解放自己、善待自己，就會帶來許多正面的效果。於是，當大腦獲得空間後，便能協助我們面對逆境、大幅增加正面的心態。

本章特別針對日本讀者所寫，佐以文化比較的觀點，介紹如何成為國際化人士的技巧與方法。在國際化與外國觀光客增加的同時，日本終於也將迎來尊重個體的時代。

現在就解放自己，在自由的空間中發揮你原有的能力。

No. 1

養貓

假如你總是被人牽著鼻子走

人在獨處和群體行動時，舉止宛若完全不同的兩個人。

古斯塔夫．勒龐（Gustave Le Bon）

RELEASE YOURSELF

選出和A一樣長的線

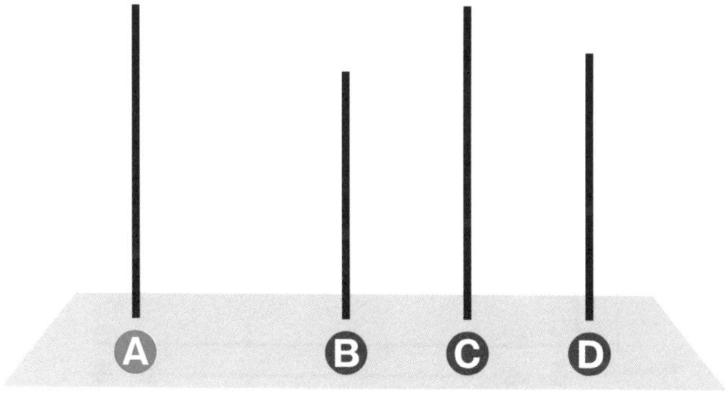

摘自斯沃斯莫爾學院亞什的研究

過度配合他人，會造成自尊低落

配合其他人的行為稱為**「從眾行為」**。

斯沃斯莫爾學院的亞什（Asch）針對從眾行為進行了上圖的這起知名實驗。以五人為一組，先讓他們看一條線，再從其他三條線選出一樣長的那條。正確答案任誰都一目瞭然，但其餘四人都是研究人員假扮，故意給出錯誤的答案。

在這五個人當中，真正的受試者只有一位，這項實驗要觀察受試者究竟會貫徹自己的想法，還是會轉而配合其他人。※1

日本人身為農耕民族，從眾的情況特別明顯。這是因為農作物必須由所有人齊心協力一

從眾行為和自我評價成反比

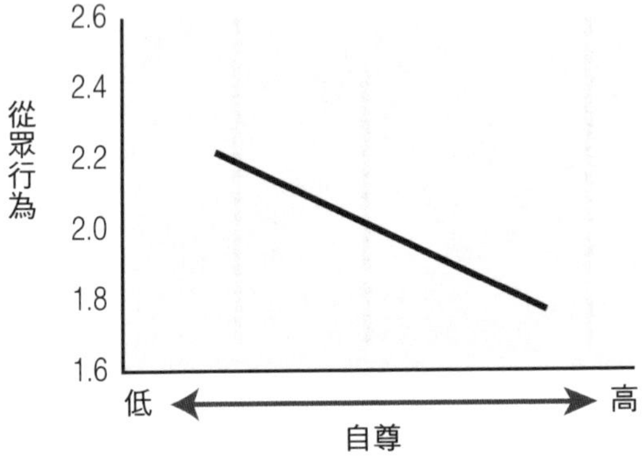

摘自千葉大學黑澤等人的研究

同栽培的緣故。

這項特質乍看之下很和平，似乎相當不錯，但其實有著諸多弊端。

千葉大學的黑澤等人運用亞什的方法進行研究，證實**從眾行為和自我評價成反比**。※2

一旦沒自信，就很容易配合他人。或者說，倘若過度配合群體，就會忽視自己的需求。當這種狀況出現在公司企業當中，很容易演變為「社畜」與「過勞死」的情形。

說起來，日本電視節目有個現象讓我覺得很不可思議，那就是過度炒作「離婚」和「出軌」的新聞，電視名嘴和觀眾總是異口同聲地批評事件的當事人，彷彿深怕晚了一步便無法加入這個批評他人的多數派一樣。而這就是

「排除異己」的一種表現。

人們的心裡隱約恐懼著：**要是不順從多數派，也許自己也會變成眾人下次的攻擊對象。**然而，一旦這種從眾現象進一步發展下去，便會演變為嚴重的問題。

在指揮下做事，能讓人變得極為無情

耶魯大學的麥格蘭（Milgram）進行了有關「懲罰與學習」的知名實驗，這項實驗直到現在依然經常被人提起。

實驗人員要求受試者在眼前的人回答錯誤答案時，按下電流開關電擊對方。

實驗進行一段時間後，答題者回答的錯誤答案越來越多，電擊的電量也不斷增加，答題者開始感到痛苦，但即便如此，當受試者接到實驗人員「繼續懲罰對方」的指令時，幾乎所有受試者都照做了。※3

這項研究告訴我們：**人們為了配合他人，有時會違背自己的想法，甚至可能做出越界的行為。**包括奧斯威辛集中營裡遵從納粹指令的士兵，以及舉國上下瘋狂投入戰爭的日本人，都屬於類似的情形。

對了，有個調查數據頗有意思。

你覺得日本人喜歡狗的人比較多，還是喜歡貓的人比較多呢？

這項調查詢問了一千名日本民眾，結果顯示日本以喜歡狗的人占多數，一共有四六．九％（喜歡貓的人有三三．六％，兩者皆非十九．五％。這項調查來自 Cross marketing）。

狗象徵的是從眾，貓則象徵獨來獨往、自由不受拘束，是從眾的相反。若從這個角度來解釋該項調查數據，可以說日本人是偏向從眾的一方。

Action 養貓

我認為我們日本人應該要向貓學習。

牠們我行我素的態度可以當作我們「脫離從眾行為」的參考。

這個時候，近來廣為人知的**鏡像神經元**（Mirror neuron）便能派上用場。

鏡像神經元的意思就像字面上的那樣，是指觀察他人的行為後，自己也會採取類似的行為（彷彿就像照鏡子一般），由此得名。

也就是說，藉由觀察貓咪的行徑，**我們的大腦也會自動採取非從眾的行為**。這就好比我們的楷模、榜樣。

這種情況在心理學稱為**「觀察學習（observational learning）」**，屬於重要的學習方式之一。※4 看看貓咪，想想自己（看看別人，想想自己）。希望我們的社會也能像貓咪一樣，給予每個人更多的空間，活出真正的自由。

No. 2

假如你想找回自我

建立不為外人道的小習慣

忠於你的內心，而非其他任何事物。

安德烈・紀德（André Gide）

RELEASE YOURSELF

準備能幫助你調整狀態的小工具

很多成就非凡的人都擁有**特殊習慣**。

這些習慣全都不按常理來，隨性且奔放。

例如美國知名的勵志演說家東尼．羅賓斯（Tony Robbins）就建造一座宛如瀑布般的泡澡池，習慣連頭一起全身泡在水裡；鈴木一朗憑藉自身的獨特眼光選擇「初動負荷」的訓練方式，作為平日的習慣。

我將這些習慣稱為**「工具箱」**。

工具箱協助我們在日常生活中整頓自己，箱子裡放有屬於你的獨特工具。這些工具都是你在反覆嘗試後所找到、收集而來的。

需要特別注意：同一個工具未必適用於所有人。因此，每個人工具箱裡面放的工具都不盡相同。

當你想要與工作、人際關係或壓力拉開距離時，便是工具箱發揮作用的時候。工作箱裡的工具即使是不太正常、無法向人啟齒的東西也無妨，倒不如說是越獨特越好。

比方說，日本前足球選手上谷部誠在著作《整頓內心》（《心を整える》）當中提到的睡眠儀式便極其精妙。他曾因出國比賽的時差和壓力而飽受失眠之苦，於是他為了順利入眠，自行設計了好幾個階段的儀式，從中可看出這套儀式有多麼講究，甚至連香氛都要用特定的品牌。

關鍵就在於：**是否能從工作找回自己**。

Action

工具箱裡塞滿「你特有的習慣」

請你製作一個「工具箱」，裡面有針對各個種不同場合的工具，例如「擺脫艱困處境的方法」、「遭遇危機時重整心態的方法」等。並一一列出工具箱裡的工具（具體的對應方法）。接著，想像一下還有什麼應對方法，將你想到的方法新增到工具箱裡。

尤斯弗（Yusufov）等人根據四十幾項研究進行綜合分析後，發現這種方法能有效降低壓力水平。※5

當你遇到工具箱能派上用場的情況，請你試試你的工具（應對方法），如果有效就繼續保留在工具箱。如果能記錄哪種工具在哪種情況下有效，可以得到更好的效果。

不斷重複這個步驟，你將宛如擁有神奇寶貝卡一樣，化身為面對任何戰鬥都能迎擊的最強戰士。

No. 3

笑笑你的缺點

假如你飽受自卑之苦

請你放聲大笑，不停地笑。
最重要的就是，通過笑來忘卻你所有的煩惱。

雀兒喜．韓德勒（Chelsea Handler）

每個人都有自卑的地方

任何人或多或少都有些自卑之處。

個子矮、腿太粗、不善言辭……

事實上，有不少人因為這些自卑的地方，導致自尊低落。

根據奧斯陸大學的達爾加（Dalgard）等人所做的調查，臉上長有青春痘的年輕人自尊較低，他們大多因為青春痘而覺得自己沒用且人緣不好。※6

低自尊的人也較容易出現手機成癮的情況。

中國針對六千多名年輕人進行調查，自尊較低的人和他人相處時較為敏感，研究人員推測就是因為這個原因而造成沉迷手機的現象。※7

再加上，日本人普遍謙虛。

很多人受到誇獎後，總會回應「沒這回事」。**在世界上五十三個國家當中，日本人的自尊感竟落在最後一名。**※8

日本人的自尊感排名全世界最後一名

第一名	塞爾維亞
第二名	智利
第三名	以色列
第四名	祕魯
第五名	愛沙尼亞
第六名	美國
⋮	

第44名	韓國
第45名	瑞士
第46名	摩洛哥
第47名	斯洛維尼亞
第48名	斐濟
第49名	台灣
第50名	捷克
第51名	孟加拉
第52名	香港
第53名	**日本**

摘錄自大衛・舒密特（David Schmitt）等人的調查（2005年）

如果你也屬於這樣的人，我的建議是：當別人誇讚你時，要回答「謝謝」，接受對方的讚美，練習讓自己不要表現得卑微。

「感謝」和「卑微、謙虛」不同。倘若以謙虛之名，一直表現出卑微的態度，便無法產生自我肯定感，也無法消除心中的自卑。

那麼，我們該如何面對自卑的心情呢？

加州大學柏克萊分校曾調查，那些有辦法把自己當作笑料來取樂的人，結果發現這些人的性情開朗、樂觀，很少有心情不好的時候。※9

大腦科學家茂木健一郎過去曾經對自己的外表很自卑，看到別人在笑，甚至會以為是在笑他的外表。

某一天，他下定決心將他自卑的地方當成笑料看待。

他乾脆直接由自己修剪起他那蓬鬆雜亂的頭髮。不過，這反而成為他的註冊商標，這個髮型甚至還給人一種特別的安心感與質感（他個人特有的味道）。或許**接受你的自卑之處，反過來加以利用，正是消除自卑的絕佳方法**。

Action
化自卑為笑料

將自卑轉換成笑料，同時還能形成「個人特色」。

只要你把你自卑的地方視為讓你自卑的地方，心境永遠是負面的。

不過，就在將自卑轉換成笑料的那一刻，便形成了**「個人特色」這項優勢**。

任何人都有自卑的地方。**要自卑一輩子，還是轉換成個人特色，全都取決於你自己。**可以的話，不妨嘗試將自卑的地方轉換成提高自尊感的要素。

這麼一來，就有辦法笑著看待你自卑的地方，而這份內心的從容便能協助你**起死回生**。

No.
4

假如你總是忍不住和他人比較

把社群網路的「讚」想成是「足夠了」

愛是盲目的，嫉妒則擁有最好的視力。

香農．阿爾德（Shannon Alder）

RELEASE YOURSELF

幸福是比較來的？

你知道嗎？贏得奧運銀牌的運動員，幸福程度比不上贏得銅牌的人。※10 這就是所謂的**幸福相對論**。人總是不斷地和別人比較，而幸福也來自於此，換句話說，**幸福是從和他人比較得來的**。

或許你聽過這項研究報告：當某戶人家中彩券後，同個社區的住戶購買新車的比例也會提高，尤其是隔壁的住戶最為顯著，機率高於其他住戶。原因就和你想的一樣，因為鄰居羨慕中彩券的那家人，所以也不甘示弱地買了新車。※11

一項數據指出**每天看電視的人，每星期的花費高出四美金**。這也是基於一樣的道理，因為電視上充斥著廣告與奢華的產品，於是人們便會無意識地燃起競爭意識。※12

臉書也一樣會引起嫉妒的現象。多倫多大學的弗格爾（Vogel）等人做的研究指出，越常使用社群媒體的人自尊越低。※13

Action

別期待社群媒體上的「讚」

我們究竟該如何逃離這無止境的比較呢？

或許你可以選擇不用社群媒體，但這並不容易。因此，我建議各位**習慣在社群媒體上得不到「讚」的狀態**，察覺到自己會去和那些朋友多的人比較。因為，**「想要更多讚」的心情，正是讓你遠離幸福的元兇**。

把心力投資在「經驗」這種專屬於個人、沒有衡量標準的事物，而不是物品與金錢上，也是一個不錯的方法。※14

No. 5

假如你在意別人的眼光
刻意營造反差

不要為你的長處驕傲，也不用為你的短處自卑。
長處與短處都是上天賦予你的特色，是你最真實的一面。

松下幸之助

RELEASE YOURSELF

反差正是魅力所在

有個老闆很會照顧人，總是大張旗鼓地請員工吃飯，營造出堅強可靠的形象。但某次遭遇重大挫折時，他向員工坦白道：「其實我這個人很脆弱。」你猜結果怎麼樣？結果，員工們對他的仰慕之心反倒有增無減。**反差的力量更甚金錢**。

人可以有很多面。**某種面向和某種面向之間有所落差，反而會讓人感受到「魅力」**。**所謂的「反差」和原本的形象相差甚遠，會給人一股「出人意料」和「無法名狀的魅力」**。當人們的情緒起波瀾時，對事物的印象會更加深刻。[※15]

這個現象和**腎上腺素**有關。腎上腺素是與情緒亢奮有關的腦內物質，常有人說，發現對方意外的一面後，很容易會墜入愛河，而這個情況也和腎上腺素有關。**比起總是無聊乏味、一成不變，同時存在著相差甚遠的兩種面向，會令人驚訝、引起情緒的波瀾，讓你顯得更有魅力**。同時，對方對你的印象也會更加深刻。

Action 刻意營造反差

你覺得哪些事物「和你有很大的落差」或「不符合你的風格」？一一列出來。或者你也可以直接詢問別人。

接著，馬上試試看。

轉變不一定非得很大。例如：個性一絲不苟的人，刻意把襯衫拉出褲子外。像這樣的程度就可以了。

這麼一來，別人會對你感到意外，從你身上感受到一絲魅力。持續重複這樣的步驟，你就再也不會在意別人的眼光了。

No. 6

假如你總是以別人為優先

對自己說些溫柔的話語，先滿足自己

不管其他人將未來交給誰，唯獨你絕對不要這麼做。

吉姆．羅恩（Jim Rohn）

RELEASE YOURSELF

如果總是一味滿足他人期待，對方與自己都無法滿足

有位女性患者始終在家庭裡犧牲自己。**總是把自己放在最後一個。**經年累月下來，每當她稍微替自己著想，就會產生罪惡感。她一直為此苦惱，但有天她開始發現這麼做根本沒有用，於是前來找我，這時我給她的建議是**「任性一點」**。

對於這種類型的人，如果只是說「你也要好好照顧自己」，對方完全不會有任何改變。必須到**讓自己完全變得任性起來**的程度，才能恰到好處。

還有一名患者始終渴望被愛。

然而，人心是會變的，每當對方的愛意冷卻，她便大受打擊、一蹶不振。簡直就像在瞄準一個會動的標的物一樣。最後，她終於從漫長的歲月中學到：要先愛自己，這樣才更懂得如何愛人。這麼一來，人們也會開始愛自己。

為了獲得別人的愛，而不顧一切地向對方付出，可說是本末倒置。

倘若無法愛自己，也就無法愛別人。**如果對自己沒自信、一味地滿足他人的期望，不論是對方還是你自己都不可能滿足。**首先，一定要滿足自己。就算是任性一點也無所謂。

Action

在心中反覆說著體恤自己的話

對自己小聲說道「希望這些難熬的事情會好起來」、「希望我可以把自己放在第一順位」等。二〇一五年由曾姓研究員等人針對二十三項研究進行的綜合分析指出，**對自己說些體恤的話語能降低負面情緒，轉換為正面情緒**。※16

憐愛自己也有助於抗老化。研究證實連續十二週冥想後，能長時間保持長壽遺傳物質「端粒（Telomere，位於染色體兩端、外觀類似保護蓋的物質）」。※17千萬別認為「自己慰勞自己太奇怪了」，體貼自己、善待自己，對身心都有確切的幫助。

No.
7

假如你不被他人重視

用自我肯定的說話技巧，讓你顯得更有分量

記得把自己當作珍寶般對待。
這麼一來，也許別人就不會再隨便對待你了。

心屋仁之助

RELEASE YOURSELF

學會自我肯定的表達方式

這是一個美國人的故事。

她已四十五歲，仍然不懂得對人說「不」，一直以來都是個唯唯諾諾的人。在職場上，同事總是硬塞工作給她。我深入詢問原因後發現，她之所以這樣，是因為害怕拒絕對方後，會發生她不願意見到的情況。

害怕讓對方不高興、害怕被對方討厭。

於是，她便把自己弄得宛如紙袋一樣廉價。

她的恐懼來自缺乏自信。**一旦缺乏自信，往往會讓自己顯得很廉價。這麼一來，別人也會用面對廉價物的態度對待你。**

美國人普遍勇於表達個人意見，但即使在美國，還是有人為無法說「不」而苦惱。

更別說像日本這樣從眾的文化了。

根據京都大學的研究指出，**在日本的職場上，有時採取堅定的態度反而對工作帶來不利影響。**※18

不過，如今日本越來越多樣化，原本重視從眾的社會風氣也逐漸轉變。比起從眾、配合他人，人們開始以保護自己為優先。

如果你總是被別人牽著鼻子走，有個方法對你有幫助。

那就是**「自我肯定的表達法（Assertiveness）」**。講得白話一點，這是一種**說「不」的技巧**。

這個方法能幫助你在棘手的情況下，明確而又不帶有攻擊性的表達「不」。

假如現在已經逼近下班時間，你的主管突然交辦工作給你，你會說不嗎？

這個時候，如果你這樣回答，就屬於自我肯定的表達法。

「今天我已經安排了其他事情，明天一早再做可以嗎？」

態度沉穩，而不情緒化。自我肯定表達法的關鍵在於，真誠面對自己和對方。

坦率告知實際情形，哪些辦得到、哪些辦不到，有時則明確提出替代方案。**面對對方的要求，總是回答「我知道了」、無條件地接受，並不是真誠的表現。**

前面提到的那位美國患者，之後學會了自我肯定的表達法，有辦法鼓起勇氣說「不」了。出乎她的意料，那位同事聽了並沒有生氣，還是如往常一樣對待她。唯一的改變是，再也不會動不動把工作丟給她了。

Action

提高自己的價值

國際知名的美國醫院「梅奧診所醫學中心（Mayo clinic）」的網站上寫著：自我肯定的表達法能有效提高自尊感，同時還能減輕壓力，讓別人更尊重你。

假如你一直以來都習慣讓自己看起來像個「紙袋」，請你馬上幫自己升級為「LV包」。別人肯定不會出現你所畏懼的那些反應，不只如此，人們還會像對待LV包那樣對待你。

No. 8

假如你總是嫉妒別人

用「絕對標準」來思考，而不是「相對標準」

乞丐不會嫉妒百萬富翁，而會嫉妒其他乞丐的成功。

伯特蘭・羅素（Bertrand Russell）

RELEASE YOURSELF

我們都免不了比較和嫉妒

所謂的人，就是會將別人與自己比較，從而產生嫉妒的心情。

邁阿密大學的索尼克（Solnick）和哈佛大學的海曼威（Hemenway）於一九九八年發表一項引人深思的研究報告。※19

他們詢問哈佛大學的學生與職員下面的問題。

如果是你，會選哪一個呢？

①你的年薪五萬美元，其他人兩萬五千美元。
②你的年薪十萬美元，其他人二十五萬美元。

年薪的絕對值是②較多，但和別人相較之下則是①比較多。有五六%的哈佛學生選了①。換句話說，他們更希望自己的年薪高於其他人。這項結果顯示**對人們來說，和他人比較有多重要**。

第二次世界大戰時，美國士兵在薪資提高後依然不滿意。因為之前已經有許多士兵的薪水先行提高，因此便淡化了他們加薪的喜悅。[※20]

這種和別人比較的現象稱為「**參考點（Reference point）**」，或是「**相對剝奪感（Relative deprivation，因比較而造成的疲憊）**」。

嫉妒源於人的天性。人們總是在和他人的比較中，進行一場永無止境的戰鬥。而比較會帶給我們「疲勞」。

就算你的年薪增加、生活水準提高、工作表現更好了，永遠還是有人在你之上，因此我們總是無止境地苦苦往上爬。以自由競爭為本質的資本主義，便巧妙利用了人的這項特質。日本曾經歷過高度成長時期，人們紛紛讚頌泡沫經濟，泡沫破裂後，如今走到了一個恰當的位置。但現在仍有許多人和當時席捲全世界的那個日本比較，以致於對現在的日本始終無法滿足。

但人類還有一項完全相反的特質。

你是否有過這樣的經驗呢？當你感到痛苦難受時，看到地震的災民無家可歸、苦不堪言的新聞，頓時覺得「**自己的痛苦實在微不足道**」。或是看到坐輪椅的人，便覺得自己的煩惱其實也沒什麼大不了的。

研究指出**處於憂鬱狀態的人在看到比自己嚴重很多的人，心情會大幅度好轉。**[※21] **此外，曾經焦慮發作的人，上YouTube觀看別人焦慮發作的影片，就不再發作了。**這也是「相對性」帶給我們的影響。

近年來日本開始出現「下流（處於社會底層的貧困階級）」一詞，不只體現了社會實際存在的貧富差距，同時也反映出全體日本人「想和下面的人比較來自我滿足」的慾望。八卦雜誌喜歡大肆報導藝人的離婚消息，也屬於一樣的情況。

不過，我們天生對那些過得比自己差的人，都會產生**同情心（盼望對方可以減輕痛苦的心情）**。事實上有研究指出，這麼做能提高我們的自尊感和幸福程度。[※22]

和別人比較，永遠比不完。

從現在起，別再穿別人的鞋子。

適合你的鞋子才是最好的。

這是接納自己、喜歡上自己、賦予自己名為「自由」之空間的第一步。

Action

利用社群媒體，讓自己習慣與人比較

研究證實，當人們在臉書看到別人過得比自己好，自我評價便會降低。※23 社群媒體真的很容易迫使人的比較心態作祟。對此，我反過來利用這種情況設計了一個方法。做法是：先看社群媒體上令你感到「羨慕」的發文，這時對自己說「我是我」，再對該篇發文按「讚」。這個方法有助於培養你對「比較」的承受度。

No. 9

假如你的內心總是無法滿足

透過獎勵自己，逃脫「無法滿足」的惡性循環

越是讚頌你的人生，你的人生值得讚頌的事物就會越多。

歐普拉．溫芙蕾（Oprah Winfrey）

RELEASE YOURSELF

目標永遠沒有完結的一天

有位患者每天都一一列出當天該做的事項，一絲不苟地完成。

因為對他來說，要晉升職位就必須這麼做。

但是，當他成功晉升後，又出現了下一個任務，於是他為了完成這項任務，又有做不完的事情。他累得精疲力盡。

有一天我問他：

「你的最終目標是什麼？」

他聽了竟一時語塞，想了一下才答道：

「不知道。」

我們每個人都有**成就動機**（**Achievement motivation**）。

這是一種想要達成目標的動機。

馬斯洛（Maslow）主張人的動機有不同層次。

最底層是基本需求，滿足了基本需求後，接著便想滿足更上一層的需求，而**「成就需求」**

就位於從上面數來第二層，接近金字塔的頂點。

簡單來說，人在滿足生存、人身安全與被愛的需求後，接著就會渴望滿足自我，亦即「達到某些成就」。這也就是所謂的**「向上心」**。

向上心又稱為**「成長心態（Growth mindset）」**，擁有向上心是健康的表現，這能帶給我們正面的效果。

二〇〇三年格蘭特（Grant）等人所做的研究指出，以醫學系為志願的學生當中，成長心態的學生更專注於學習，即使成績不佳時也不會失去自信，反而會更加努力，最終得到理想的結果。

馬斯洛的需求層次理論

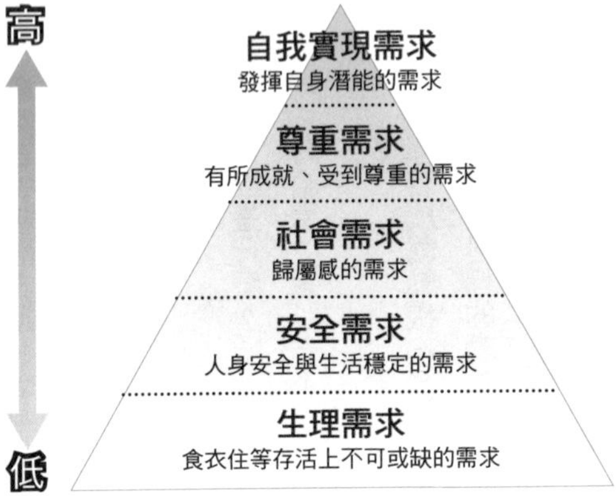

相反地，**「定型心態（Fixed mindset）」**的學生只是一味在乎成績，最後得到的成績並不理想。※24

另外，哥倫比亞大學曾針對五百多名學生進行腦波檢查ERP（Event-related potentials），定型心態的人**往往會和他人比較**，且隨之而來的是**大腦出現變化**（前額葉的反應增強）。

定型心態的人只是一味地和他人比較，卻不努力，導致大腦產生變化。

此外，定型心態的人還有**記憶維持力較差**的現象，大腦左側顳頁也出現改變。或許是因為這樣，在考試內容和之前試卷相同的突擊小考中，定型心態的學生成績並不理想。[※25]

由此可見，成長心態和定型心態的人用腦方式並不相同。

即使達成目標仍無法滿足

有些所謂的菁英分子在不知不覺中，從「健康的」成長心態轉變為以達成目標為目的。這是因為他們從小就不斷被周圍大人寄予期待，而他們也確實成功跨越了許多關卡。

這種人屬於「**高成就者感覺不滿足（High achiever feeling inadequate）**」。簡單來說，雖然他們得到高水平的成就，卻往往無法滿足。

這在不斷追求經濟成長的資本主義社會中絕非罕見。我們很容易在不知不覺中陷入這種模式。

Action

每次達成目標，都要獎勵自己

有位足球選手曾說過這樣一番話。

每當他達到了某項「成就」的時候（例如在大型淘汰賽中贏球），都會買支手錶給自己，當作是給自己的獎品。這也是**避免成為成就需求的傀儡**的一種方法。藉由給予自己獎勵的**「儀式」**，當作是達成目標的動章，有助於加深自己達成目標的印象。

不過，其實還有個更好的方法：每當你達到某個目標時，就送禮物給你重要的人。看到對方開心的樣子，想必你也會很開心。研究指出，正確的金錢運用方式能讓人感到幸福（詳細內容請參考第四章）。

對人們來說，從成就需求無止境的漩渦中逃脫出來，是一項極為重要的課題。

每當你達到某個目標時，記得將這份成就深深烙印在自己身上，讚美自己，確實感受成長的喜悅。

No. 10

假如你畏懼他人的批評
該捍衛自己時就捍衛自己，提高自尊感

畏懼批評，就是畏懼成功。

拿破崙．希爾（Napoleon Hill）

RELEASE YOURSELF

該捍衛自己時，就要捍衛自己

事情發生在二〇一八年的世界盃足球賽。

預賽時日本對上波蘭。

以當時的情況，日本只要在這場比賽取得平手，就能晉級決賽。因此日本隊選擇不積極進攻，不斷來回傳球，防止對方得分。因為這場比賽飽受世界各國的批評，我想很多人應該都有印象才是。

對於來自各界的厲聲批評，西野教練的回答是：

「這是一種戰術。」

不過，我認為這樣說會更理想。

「我們隊伍非常努力防守，這支隊伍真的很棒。」

如果當時西野教練能相信自己選擇的策略，自信滿滿地回答，不去理會蜂擁而至的批評，想必會是更好的做法。

畢竟這是西野教練捍衛自己的絕佳機會。

Action

有時要用堅定的態度捍衛自己

「溫柔而堅定（Gentle and firm）。」

這是某位企業經營者在經年累月的協商談判中，淬鍊而成的智慧。有時候，我們應該要用「堅定」的態度捍衛自己。

「婉轉的應對方式」和**「堅定的應對方式」**彼此搭配，可以守護你、減輕外敵無形的攻擊。這也就是前面章節提到的自我肯定表達法。有項研究指出，日本的護理師在接受自我肯定表達法的訓練後，自尊感獲得提升。※26

若想提高自尊感，有時應該採取堅定的態度，不將外界的批評照單全收。

No. 11

享受睡衣日的樂趣

假如你感到無法喘息

人生為的是什麼？為的是自己。

亞伯拉罕・馬斯洛（Abraham Maslow）

RELEASE YOURSELF

無法跳脫大框架的日本人

美國的小學訂有**「睡衣日」**。

如今日本已有許多企業讓員工星期五穿著牛仔褲上班，而美國的學校則是讓人穿著「睡衣」，這天所有人都穿著睡衣上學，甚至有些學生會抱著玩偶、穿拖鞋出門，老師也會上著髮捲、穿著浴袍走在路上。這一天是全校師生都萬分期待的特殊日子。

日本會規定「哪些事非做不可」，美國則會規定「不允許做哪些事」。例如：日本的校規寫著「上學必須穿制服」，而美國的校規寫的是「不准裸體上學」。由此可見，美國賦予人們相當大的自由。

從眾行為顯著的**日本文化公認的特色是「精緻而從眾」**。換句話說，日本人的國民特徵是「大體上絕不脫離從眾現象」。

舉個例子，以穿著打扮來說，日本人經常會「在規定的範圍內享受打扮的樂趣」。不會做些標新立異的打扮，只是稍微戴一點裝飾品、挑染一些頭髮等。雖然每個人多少有些變化，但大致上還是和大家一樣。

從眾文化壓抑個人的渴望

日本的規定多少壓抑了人們心中的渴望。

薩塞克斯大學的龐德（Bond）等人根據多達十七個國家的資料進行綜合分析，發現**個人主義發達的文化當中，從眾的程度較低**。※27 也就是說，尊重個體獨特性的社會不僅賦予個人較多的自由，同時也提供個體自由揮灑的空間。

前面提過的麥格蘭所做的研究顯示（請見一三一頁），儘管許多人都會按照指令提高電流強度，但其中有三分之一的人不聽從指令，而是根據道德尺度來判斷。我們都該好好思考如何不過度從眾，充分發揮自己所擁有的力量。

Action

訂定睡衣日

我認為日本應該讓人民有更多脫掉制服的機會。

就全世界的角度看來，日本的從眾程度已經很夠了，為了減少人們心中的鬱悶憤慨、提高個人的自由與自尊感，是時候將重心轉變為尊重個體了。

司馬遼太郎曾說**「轉而以個人為重心」**，我認為不妨從這一點開始做起。個人從而獲得的嶄新空間，有助於日本人在國際社會上展翅高飛。

各位日本人，要不要也舉辦睡衣日看看呢？

No. 12

假如你難以承受挫折

跑馬拉松

跑步的痛楚會減輕活著的痛楚。

賈桂琳．西門．岡恩（Jacqueline Simon Gunn）

RELEASE YOURSELF

大腦感受得到被人拒絕的痛楚

被別人討厭會心痛，被別人拒絕也會心痛。

人在受到拒絕時，會減損自尊感。

那麼，有沒有辦法增加自己對拒絕的承受度呢？

「習慣」便是一個好方法。

好萊塢是娛樂業的世界級重鎮，有位經紀人旗下的音樂人就是在此工作，這位經紀人曾說：「我向人推銷有九成九都會遭到拒絕，但是慢慢就習慣了，否則根本做不下去。」他就是因為被人拒絕太多次，大腦便因此習慣了。

其實，我們在遭到拒絕時，大腦（前扣帶迴）會感受到痛楚。※28

這個部位同時也會在身體感到疼痛時產生反

前扣帶迴

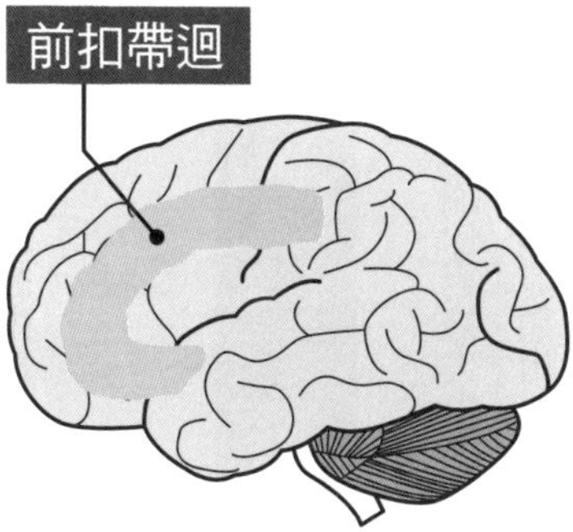

應。也就是說，**遭到拒絕所感受到的「社交上的疼痛」和「身體上的疼痛」，伴隨著相同的大腦活動。**

Action 跑馬拉松

有個方法能增加你對被人拒絕的耐受度。

研究證實，從事體能類耐久性項目的運動員，前扣帶迴的運作特別活躍。換句話說，他們這個大腦部位的功能特別強。這或許是因為他們在訓練中感到疼痛卻始終堅持下去，漸漸地鍛鍊出抵抗性。

如果你想變得不屈不撓、不怕挫折，建議你投入**馬拉松這類的體能類耐久性運動**。只要在痛苦的情況下告訴自己「再撐一下！」就能鍛鍊到大腦的這個部位（在不構成自虐的範圍內）。而當你遭人拒絕時，請你回想起運動時的堅強意志。這麼一來，你會更容易克服眼前的挫折。

第 4 章

感受空白

TIME SAVORING

TIME SAVORING

運用空白，創造幸福

第一章到第三章介紹了如何創造大腦空間，與工作及自虐帶來的壓力拉開距離（空間）的方法。

本章則要分享消除深層疲勞與獲得幸福感的科學技巧。

正如我在「序」中提到的那樣，我們目前的幸福度仍有待提升。

幸福度低落與缺乏空間的現象（來自負面情緒與疲勞）密不可分。未來人工智慧將取代我們的大腦功能，不妨跟上這股潮流，將你獲得的空間用來幫助你活出幸福。

根據印度的勞工數據指出，幸福員工較少的企業，員工的疲勞度較高。同時，疲勞也會造成記憶力等大腦功能降低。

我們要充分品味騰出的時間，運用空出來的大腦空間享受人生。

為此，便得經常用到正念療法等來自東方的技巧，而這也正是世界趨勢。著名的投資家谷家衛曾經說過，後資本主義的社會「越來越需要東方與女性的價值觀，且需要提升社會整體的品質」。

幸福感伴隨而來的滿足，能有效消除深層的疲勞。在資本主義所帶來的繁榮之下，仍舊無法獲得的事物，後資本主義總算能透過這些方法而得到了。

No. 1

當你獲得空白的時間後 什麼也不要做

「有錢人」和「富有的人」是不同的。

可可・香奈兒（Gabrielle Bonheur Chanel）

TIME SAVORING

重視「時間」更勝「金錢」的人比較幸福

研究指出，擁有充裕的時間和幸福有著密切的關係。

賓州大學的莫吉那（Mogilner）進行一項調查。他守在大學的咖啡廳入口，訪問前來消費的學生，他先在學生進入咖啡廳之前，詢問學生比較重視「時間」或「金錢」。接著讓學生在咖啡廳裡自由做自己想做的事（平均三十分鐘），同時派人在咖啡廳裡觀察學生做了什麼，並區分為兩類①**與人交流**（面對面談話或使用社群網站都算）②**讀書**。

結果發現，重視「時間」的學生在咖啡廳裡與人交流的時間較長，而重視「金錢」的學生較短。

重點來了。這時他檢測學生離開咖啡廳時的幸福程度，發現**重視時間的學生幸福度較高**，從而明白在咖啡廳裡和他人交流能讓人感到幸福。**重視時間的人喜歡和人交流，而和人交流會帶來幸福感。**※1

其他多起相關的研究也顯示，重視「時間」多於「金錢」的人較為幸福（而且，重視金錢的人還占了整體的七成）。這些研究在在闡明，像資本主義社會這種牢牢綁住人們時間與

成長的環境，為何無法促進人們幸福的原因。※2

享受無所事事的時間

人工智慧發達帶給人們「時間的空白」。

舉個例子，坐上自動駕駛的汽車，我們不再需要駕駛，於是便騰出可觀的時間。你會怎麼度過這段時間呢？是工作嗎？還是要做其他的事情？

你會如何運用空白的時間？首先你已經有了覺察，你對於要如何運用這段空出的時間感到困惑。

接著，感受一下這種靜不下心的感覺。

假如你獲得一段空白的時間，你會怎麼做？**其實，什麼都不用做。**

不管是人工智慧還是自動駕駛的汽車，原本開發的目的都是為了讓人類擁有更多的時間。用這段時間享受人生，有什麼不對？對資本主義盲目的我們不該再重蹈過去的覆轍。

空出寬裕的時間，別在把時間塞得滿滿的。當你發覺自己無法靜下心、只想把空出的時間填滿，試試暫時將自己置身於空白當中。這是你唯一要做的。

Action

習慣空白的時間

這裡舉個例子。請你想像一下**營火**的情景。

現在你要生火。有相關經驗的人都知道，把木頭疊得密不通風並非明智之舉。是的，木材與木材之間需要隔開適當的空間，讓火苗接觸充足的空氣，才能燃起壯麗的火焰。

空出的時間也一樣。記得留下充足的空白，別把空白塞得滿滿的。習慣為自己保留什麼都不做的時間。日本人第一步得先從這開始做起。

No. 2

假如你不想困在過去

藉由品味（Savoring）發現當下的幸福

你現在摸到的河水，是河水流過去的最後部分，以及流過來的最初部分。記得活在當下。

李奧納多・達文西（Leonardo da Vinci）

找出「現在」這一刻的幸福

有位居住在印尼一段時間的日本男性來到我的診所，他和我分享他跟印尼同事的這段對話。

「好想存夠錢，早點退休。」

「退休後你想做什麼？」

「退休後啊，我想到熱帶島嶼過著無拘無束的生活。」

「……咦？你現在不就是了嗎？」

補充一下，他在溫暖的印尼宅邸裡，有多名女僕照顧他的起居。

我有個洛杉磯的朋友說。

「在洛杉磯生活好累。唉～好想搬到更容易生活的地方啊！」

但事實上他原本住在美國東岸（那裡非常寒冷），為了生活在溫暖的氣候，幾年前才剛搬到洛杉磯來。

接著他又補了一句。

「幸福的人不管到那裡都過得很幸福，不幸福的人不管到那裡都覺得不幸福。」

我們內心深處總是覺得「總有一天會幸福的」。

不過，這都是幻想。

幸福的祕訣是：無論何時都在「現在」尋找幸福。

一味回首過去相當危險

有個美國人曾說。

「開車的時候不要一直看後照鏡。」

人生也一樣，一直回首過去是很危險的。

年輕人的自殺人數增加，已成為現今嚴重的問題。每五人就有一人曾想過自殺。不只限於年輕族群，自殺本就是種社會問題。不過，其實**抱著負面心態回首過去，是造成自殺的重要原因**。

研究已證實，當人們反覆回想過往，大腦會產生特別的變化。**「預設模式網絡（Default**

mode network）」和**「突顯網絡（Salience network）」**的連結增強，相反地，「預設模式網絡」和「背外側前額葉（Dorsolateral prefrontal cortex）」的連結轉弱，造成大腦的迴路陷入膠著狀態，**於是便陷入「不停反覆回想過去的層層迷宮中」，怎樣都走不出去**。[※3]

一旦大腦迴路陷入膠著，對創造力也會帶來不好的影響。

哈佛大學的彼第（Beaty）等人找來一六三名受試者，讓他們發揮創意，用「繩子」、「小刀」、「磚塊」製作作品。結果發現越是能自由切換前面提到的三種部位（預設模式網絡、突顯網絡、背外側前額葉）的人，越能發揮高度創造力。[※4] 也就是說，**受到過去的束縛會讓大腦迴路陷入膠著，奪走大腦的靈活度，而大腦靈活度卻是創造力的必備要素**。

一旦心靈受困在過去，就無法感到幸福

據說過去非洲的馬賽族感受不到「現在」以外的時間，因此當他們被關到監獄後，就會親手了結自己。因為他們感覺不到「未來」，不知道何時才能解脫。但也正因為這樣的態度，讓他們顯得無比高貴。

相反地，生活在文明社會的我們，坐標軸卻不在現在。這為我們的創造力帶來嚴重的問

題，讓我們變得不幸福。

當心靈被過去與未來所困，大腦的迴路和內心迷惘時呈現一樣的狀態，預設模式網絡過度活躍，於是往往導致人們感到不幸福。※5※6

因此，若想活出幸福，一定要**「置身於現在」**。像這樣將坐標軸放在當下，用正面的心態細細感受當下的技巧稱為**「品味（Savoring）」**。

Action 「品味」當下

假設你現在人在餐廳，和朋友歡聚。和朋友相處的快樂時光總是轉瞬即逝。這個時候，請你從遠處觀賞你和朋友在一起的場景，從外面觀察現在這一刻。這就是「品味」的技巧。

將視角放在天花板的某處，綜觀包含你在內的整個場景。

運用這項技巧，細細感受「現在」（不是過去、也非未來）的自己，品嚐現在的幸福滋味。

這時你的身體肯定會感到喜悅。你身體的哪個部分感受到這份喜悅呢？以我自己為例，當我和我們診所的治療犬嬉戲時，我感受到喜悅感從雙手湧現。只要培養**感受的習慣**，讓自己停留在「此時此刻」，就不會受過去和未來擺布了。

No. 3

假如你想要長久感受幸福

三番兩次回想幸福的事物，讓幸福的感覺增至兩到三倍

有件事我現在總算理解了。
那就是我所擁有的，只有充滿愛的回憶。

史蒂夫．賈伯斯

TIME SAVORING

幸福也有有效期限？

很多故事的結尾都是「兩人從此過上幸福快樂的日子」。

不過，不少人的情況卻是**幸福不會持續太久**。關於這一點，從假期的尾聲便能清楚看出，星期天晚上也會看到一樣的情況。

那麼，該怎麼延續幸福的感覺？

我剛來到洛杉磯時，對這裡溫暖的氣候興奮莫名，一直說著：「這裡的氣候真棒，我看以後都不會感冒了吧！」但也許是我的身體逐漸習慣溫暖的氣候，最近又開始感冒了。

正如身體會逐漸適應新環境，幸福也有保存期限。

很遺憾地，幸福的感覺很難一直持續下去。這種現象稱為**「享樂適應（Hedonic adaptation）」**。不過，其實這種特性是人體重要的調節機能，以便將我們的情緒維持在水平線上。※7

比方說，當我們的心情低落時，身體的機能會自動協助我們振作起來。這種功能稱為**「恆**

定性（Homeostatic）」），是指隨時將身體保持在恆定狀態的生物機能。一樣的道理，我們「幸福」的高昂心情也會回到恆定狀態。畢竟**不管是情緒過於低落，還是過度亢奮的幸福狀態，都不利於生物生存**。

Action 反覆咀嚼幸福的滋味

延續幸福的祕訣是：反覆感受幸福的瞬間。舉例來說，你可以向別人說說開心的事情，也可以用身體表達你的喜悅。※8

我特別建議的做法是，反覆觀看幸福時刻拍的照片。**「一而再、再而三地品嚐幸福滋味」這種反覆咀嚼的步驟，可以將幸福的時間延長兩、三倍**。

加州大學河濱分校的柳波莫斯基（Lyubomirsky）進行的研究指出，回想快樂的事物能讓幸福的感受持續四週。※9

有研究指出，幸福與大腦楔前葉的大小有關。研究人員推測這是因為楔前葉會用正面態度看待過往經驗，於是便能感到幸福。※10

楔前葉

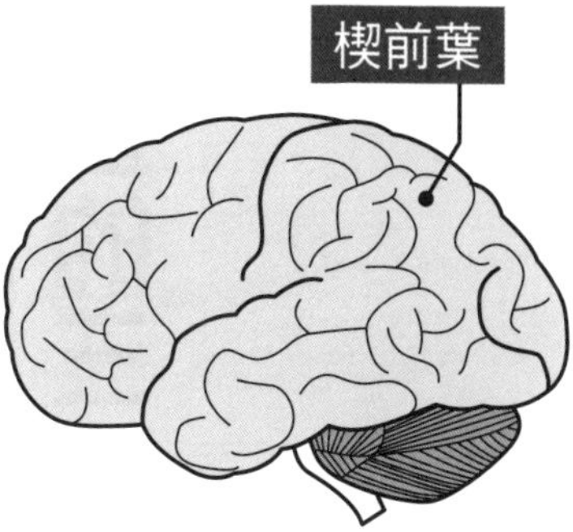

此外，維持幸福感的方法還有：想想若失去此時此刻的幸福，會是怎樣的情景[※11]、將心力投資在經驗而非物品或金錢上、想像今天是人生的最後一天。[※12]

No. 4

假如你想對人生傾注熱情

試試能激發內心欲望的三步驟

你要相信，心靈會引導你獨特的才能開花結果。

阿爾・扎哈羅夫（Al Zakharov）

TIME SAVORING

懷抱熱情的人內心較滿足，工作能力也較高

日本的職棒選手到美國大聯盟打棒球，如今已不是什麼新鮮事。

不過，過去將近六十名的日本選手前往大聯盟後，只有寥寥無幾的人始終待在大聯盟、直到職棒生涯結束（或是很有可能待到職棒生涯結束），人數恐怕只有四個人。四個人也就是不到總數的一〇％，如此少有的人，究竟有著什麼特質呢？

不用說，自然具備著「堅強的棒球實力」。不過，根據專訪大聯盟首屈一指的記者所言，這些人的共通點在於**「堅定貫徹自己的意志」**。

在這四人當中，包括了日本前往大聯盟的先驅野茂英雄和鈴木一朗。

野茂和一朗從不理會外界的雜音，因為他們對心中的熱情堅定不移。他們隨時將熱情擺在心中的重要位置，當作指引他們方向的指南針。

他們所採取的選擇有時不會立刻見效，甚至在旁人眼中看來沒有道理，但對他們來說，**熱情至上**。

熱情很難長久維持，宛若某種稀有的力量。不過，這股**毫無畏懼地追求某個目標、奮力**

邁進的熱情之力，正是讓我們感到幸福的要素。※13

賓州大學的安琪拉・達克沃斯（Angela Duckworth）提出的知名概念**「恆毅力（Grit）」**，便是指不斷遵循熱情的一股力量。**熱情的力量甚至凌駕學歷至上。**研究人員使用綜合分析證實**從事自己喜愛工作的人們，工作表現較好，人生的滿足度也較高。**※14

尋找你的熱情

不過，現代人甚至連自己想做什麼都不知道。

有個人參加美國大型企業的面試。

他接連通過第一次與第二次面試，就在他覺得「肯定能錄取」的時候，在最後一次面試被判定「不予錄用」。不錄用他的原因是「在他身上看不到熱情」。

你看得到你身上的熱情嗎？你找到能在人生的空白揮灑色彩的熱情了嗎？

Dropbox 創辦人對「熱情」的形容是「就像狗去追逐丟出的球一樣」。連狗都具備熱情，為什麼人類卻沒有呢？我想其中一個原因是，因為我們為了求生存、在佈滿荊棘的道路上拼命摸索時，心中的熱情就被推擠到路邊了。

《享受吧！一個人的旅行》的作者伊莉莎白・吉兒伯特（Elizabeth Gilbert）這麼描述某個詩人得到靈感的那一刻：「詩的靈感會在某刻突然出現又馬上消失。所以才要迅速抓住它的尾巴。要是運氣好抓到了，就一把一把地將尾巴拉過來。因為抓住的是尾巴，所以詩的靈感是從結尾處開始往前顯現。」

探詢熱情的過程應該也是如此。熱情並非用理論推敲而來，熱情的聲音長年受到壓抑、被多重蓋子緊緊堵上，若不側耳傾聽是聽不到的。更何況，熱情只要稍微探出頭來便會馬上消失。

Action
試試看「重新點燃熱情的三步驟」

尋找熱情是我經常協助患者的主題。

有位患者深受恐懼所支配，無法踏出自己的**舒適圈（comfort zone）**。像這樣的人，內心的熱情又被恐懼埋得更深了。就算想重新找回過去曾有過的熱情，依然無法戰勝恐懼的力量。

為了解決這類問題，我結合了各種研究與文獻（《恆毅力》（安琪拉．達克沃斯）、內在動機的概念[※15]、成長心態、正念療法、《正念療癒力》（喬．卡巴金博士）等），設計出一套方法，分別是以下三步驟。

①偷偷列出一堆你想做的事

第一步，先寫出一百個（或是更多）你想做的事。打在電腦裡也可以。將這份檔案上鎖，寫上一些被別人知道會感到羞恥的事或狂野的點子。這麼一來，就能稍微掙脫**埋藏熱情的那份壓抑心理**。

假如這份清單裡有模糊焦點或無謂的項目，直接刪除。雖然當個夢想家很不錯，但畢竟人生的時光有限，因此我們應該具備捨棄事物的勇氣。在你開始著手尋找熱情的階段，得先拋棄心中的「壓抑」和「夢想家」的部分。

②展開行動

從清單裡選出幾個選項，實際試試。我們不可能在毫無行動的狀態下找到熱情。有個創業家給年輕人的建議是：「做就對了，然後持續下去。」

除此之外，我也推薦**一個人旅行**。旅行可以在非日常的環境下思索事物。前往你有興趣的、與平時生活的環境大相逕庭的地方（例如自給自足的農家莊園），也許你會察覺到潛藏心中、令你出乎意料的熱情。

③等待

熱情並非道理可循，因此光憑思考無法使我們燃起熱情。

正如前面所說，就算我們拼命尋找，熱情還是會馬上跑走。

因此，接下來我們要做的只有**靜待熱情降臨**。

或許你在人生的某個時期找不到熱情，這時候尚未同時具備諸多條件。你要做的只有一邊冥想，靜靜等待熱情來臨。正念療法的「冥想」可以減少心中的雜音，指引內心的方向，同時還會幫助我們學會等待。

請你時刻謹記於心。

No. 5

接觸大自然

假如你想感受平凡的幸福

大自然就像溫柔微笑的母親，靜靜地守護我們的美夢，讓我們享受幻想的樂趣。

維克多・雨果（Victor Hugo）

TIME SAVORING

敞開五感

有人說：「未來有一天，我們會覺得人造物是我們的大自然。」或許真是如此。但至少近期內，我們心目中的大自然還是現在的大自然。

不過，有學者預測二〇五〇年左右全世界有三分之二的人口居住在都市，比現在更加遠離大自然，且人類的心理健康問題將進一步增加。※16

我曾和一位經營戶外運動公司的老闆談事情，他向我提議道：「我們邊感受大自然邊談吧！」於是我們便驅車前往神奈川縣的三浦海岸，那是一個風和日麗的冬天，海水和綠樹美得令人著迷。這位老闆極為喜愛大自然，喜歡到乾脆自己開一間公司，經手於大自然間從事的各種戶外活動。

據他所說，人應該要**「向大自然敞開」**。這是他用來形容人類接觸大自然那瞬間的情景，是屬於他的獨特表達方式。事實上也確實如此，當接觸到大自然的那瞬間，我們的內心彷彿出現了某種轉變，彷彿開啟了某個開關，所有感官知覺全都開始活絡了起來。

大自然使人感到幸福

研究人員已透過綜合分析證實，和大自然接觸能讓人感到幸福。

舉個例子，卡爾頓大學的卡帕蒂（Capaldi）等人根據總分析人數超過八五〇〇人的三十起研究進行綜合分析，發現**與大自然連結能帶來正向情緒、生命力以及提高對人生的滿足度**。且無關乎年齡及性別。※17

另外，史丹佛大學的研究也指出，當人們走在校園內接觸到大自然時，大腦感受喜悅的部分會積極運作。※18

為什麼大自然有療癒的效果？其實學界尚未得到答案。

大自然超越了人類的格局與層次，人類無法創造大自然。

我想，也許就是因為大自然的層次超越人類智慧的理解程度，所以便能賜予我們特別的精神狀態。

在那次和戶外運動公司的經營者對談時，我感受到「重回母胎」的感覺，接觸大自然對我來說就是這樣的感覺。給我從裡到外的安心，彷彿找回了童心。事實上，有位學者提出一套假說：人類從上古時期開始便培養出「對大自然的熱愛」。[※19]前面提到的那份綜合分析也指出，**內心感受得到和大自然間連結的人，擁有最高的幸福度**。

Action 做森林浴

「森林浴」如今已是國際通用的單字。宮崎良文是研究森林浴首屈一指的學者，他的研究資料顯示，**森林浴能有效降低血壓，活絡副交感神經（有助於放鬆的神經）**。根據多起隨機對照試驗所進行的系統綜述（Systematic review）也指出，森林浴能有效降低壓力與負面情緒。[※20]我曾到哥斯大黎加體驗過森林浴，至今回想起來仍印象深刻，當時簡直所有感官全都活絡了起來，感覺全身上下徹底放鬆，通體舒暢。

請你在房間裡放一小片檜木，不時拿起來把玩。這麼一來，即使你身在無法接觸大自然的都市塵囂中，內心依然感受得到與大自然的連結。

No. 6

假如你想對未來充滿期待

正視事物的不確定性

試著微微打開你的靈魂之門，
隨時準備好接受一場醉人心脾的體驗。

埃米莉．狄更生（Emily Dickinson）

TIME SAVORING

之所以恐懼未來，是因為未來無法預料

有個人去了美國的死亡谷國家公園。

回來後四處宣揚那裡有「會走路的石頭」，掀起了一陣騷動，人們紛紛議論道：「難道這是神的傑作？」於是我也想著：「我可不能錯過這種奇景！」立馬租了一輛車，做好萬全的事前準備，查好當地的天氣與適合的時間，出發前往死亡谷國家公園。

我到死亡谷花了七個小時的車程，其中甚至有兩個小時是開在荒野中。但當我抵達後，只看到一片乾燥的平地，以及明顯是人為移動的石頭！我失望不已地回家了。

可是過了幾週後，新聞報導真正的「會走路的石頭」其實是在一公里遠的地方。原來我當初做好周密計劃前往的地方，只是一片普通的荒地！

你是否也有過類似的經驗？不管事前計劃得多周密，人總會遇到超乎預期的狀況。

我們不喜歡面對「不確定性」。

有人說：「純粹聚焦於當下需要勇氣。」

簡單來說，當人有餘力聚焦於當下，就會想要一併掌握未來，否則便會憂心忡忡。我們都有**「不確定性恐懼症」**，害怕未來會發生意料之外的事。

那麼我們該怎麼做，才不會過度著眼於未來呢？

若想克服不確定性，就要正視不確定性

徒手攀岩者艾力克斯．霍諾德（Alex Honnold）曾經被人問到：「在瀕臨極限的恐懼當中，你是怎麼面對恐懼的？」

他的回答是：「不去害怕面對恐懼。」

克服恐懼的唯一方法是：正視恐懼。一旦撇開目光，雖逃得了一時，很遺憾地，恐懼總有一天必會再次降臨。

研究人員用「fMRI（功能性磁振造影）」檢查他的大腦，得到了驚人的結果。杏仁核是對恐懼產生反應的部位，而他的杏仁核卻完全不起反應。**他在無數次面對恐懼的過程中，鍛鍊了他的杏仁核，使他足以承受恐懼的威脅。而這個道理也適用於面對不確定性的時候。**

長嶋一茂是活躍於日本綜藝節目的前棒球選手，想當然爾，他是長嶋茂雄的兒子。他在著作《我不敢搭車》（《乗るのが怖い》）赤裸裸地分享他憂鬱與恐慌症發作的過往，最後他找到了自己獨特的克服方法。原本嚴重的時候他甚至不敢搭電車，而他找到的方法解決了這個問題，包括「刻意排出時間讓自己一個人獨處」、「刻意處於飢餓狀態（孤獨且挨餓）」。而他採取的方法也同樣屬於強行面對恐懼的事物。

Action
主動擁抱不確定性

我從以前就有個夢想：哪天突然說走就走，雙手空空地前往機場，隨便搭上一班即將起飛的班機。一共要花幾天時間？花多少錢？事前準備充分嗎？安全嗎？一想到這些問題，我就不禁擔心起來。但正因如此，我才想試試看。

幸運的是，現在市面上也有無目的地的機票。由於這種機票除了目的地以外，其他因素在一定程度上都是固定的，或許一開始可以先從這種機票試試看。

刻意讓自己置身於不確定性當中，就會讓你發現意想不到的事物，激發出乎你意料的好

奇心。反過來說，正因我們出於恐懼而堅守在安全地區，反而失去收穫意料之外的喜悅與感動的機會。

No. 7

假如你想由自己掌握幸福
期盼路人幸福

無論何時你都會獲得他人給予的東西，
即使僅僅只是一份親切。

安妮・法蘭克（Annelies Frank）

TIME SAVORING

行善使人幸福

二〇〇六年東北學院大學的大竹等人針對七十多名大學女生進行調查，發現**行善一週能有效提高幸福度**。※21

此外，還有一項使用二十七起研究、超過四千名受試者所進行的綜合分析也指出，**行善能提高幸福感，程度從輕度到中度不等**。※22

有個就讀名校的學生，不知為何始終無法融入大學環境，留級了好幾年。有天他決定去災區當志工，在捕撈牡蠣的船上幫忙了幾個月，回來時他彷彿完全變了一個人。最後順利回到大學完成學業。

擔任義工能提高人們的幸福度。

南安普敦大學的塔巴森（Tabassum）等人的研究數據指出，這份效果尤其在三十歲以後特別顯著，且擔任義工的次數越多，效果也越好。※23

期待是滋生怒氣的溫床

太空探索技術公司（SpaceX）的執行長伊隆．馬斯克（Elon Musk）說過。

「幸福來自期待與現實的差距。」

也就是說，**當現實中的情況高於期待時，人們便會感到幸福**。

我們時常抱有各種期待。當我們行善時，會期望得到對方一句感謝的話，也期望獲得人們的讚賞。

換句話說，只要對他人懷有期待，就算做了善事，依然無法感到幸福。

結婚便是一個顯著的例子。一項研究指出，倘若對對方有過高的期待，婚姻就會觸礁。相反地，不對對方抱有過度期待，即便是一些小事也不吝於表達感謝的夫妻，婚姻便能長長久久。※24

若人們找我做婚前諮商，要我只給一個建議，我會說：

「不要有期待。」

其實，這也正是唯一的祕訣。當夫妻**對對方抱有期待，「希望對方能這樣、能那樣」**，

便會產生憤怒的情緒。因為現實中往往事與願違。**期待是滋生憤怒的溫床。**

不期待回報

根據英屬哥倫比亞大學的一項調查，人們將錢用在他人身上，會比用在自己身上感覺更幸福。※25

當然，假如一味地為他人付出而不照顧自己也會出問題，但這項研究想說的是：別老是對他人有所期待、想要得到他人回報或老想著從別人那裡得到什麼，**唯有為他人付出，才能真正感到幸福**。

從現在起，別在乎他人的回報。因為，行善時你已經得到對等的幸福，根本不需要再得到對方回報了。

販售戶外運動服裝的公司 Patagonia 堅持絕不將股票上市，且部分商品可免費維修，可說是反資本主義其道而行，完全體現了「施予」的態度。拜此所賜，該公司善解人意的員工比例占了九四%，對這份工作感到自豪的員工更是高達九六%。

Action
期盼與你擦身而過的人幸福

如果你想始終感到幸福、擁有滿足的心靈，就要主動施予而不求回報。「施予他人」的行為包括**做義工**、以日常生活中的情境來說，則是**等電梯時禮讓後面的人先搭**等各種方法。而這裡要教各位一個極為簡單的方法，那就是「期盼與你擦身而過的人幸福」。

實際上有項研究顯示，**只需一、兩分鐘，和不認識的路人擦身而過時期盼對方幸福，便能有效提高幸福度**。※26 這件事極為簡單易行，但這些微小的舉動日積月累下來，卻能化為滿滿的幸福。

No. 8

直接表達感謝，延長幸福的感覺

假如你想過上充滿正能量的人生

並非因為喜悅而感謝，而是因為感謝而喜悅。

大衛・斯坦德爾－拉斯特神父（David Steindl-Rast）

TIME SAVORING

感謝能淬鍊自己

感謝是獲得幸福的絕佳方法。

伍德（Wood）等人分析二十多起研究後發現，感謝的心情能帶給人們各種正面效果，例如：**身心同時轉為積極正向、提高人生的滿足度**等。※27

同時，南加州大學的福克斯（Fox）等人則透過「fMRI」，測量人們懷有感謝之情時的大腦活動。

結果顯示：人們心懷感謝時，前額葉皮質和前扣帶迴也會同時運作。這些部位和道德觀、主觀的價值判斷與自我認知有關。※28換句話說，**感謝的行為會影響人的道德觀，帶來正面情緒**。

Action

直接表達感謝

若想藉感謝來提升幸福度，一開始先採取簡單的方法：在一週內寫出五個令你感謝的事物。

罹患神經系統疾病的人必須搭配運動治療，但偏偏對大多數患者而言，運動並不是容易的事。但研究指出，當神經系統疾病的患者培養感謝的習慣後，便會因此燃起幹勁，一週的運動時間增加了一小時。※29

此外，塞利曼（Seligman）等人的研究指出，書寫感謝信直接交給對方，更能有效提高幸福度。而且這份幸福感甚至還能持續一個月。※30

由此可見，想變得更加幸福的話，還是直接表達感謝會更有效。日本有寫賀年卡、中元節寫感謝信的習俗，下次不妨寫封感謝信，直接交給你感謝的人吧！

No. 9

假如你想增添更多幸福
向周遭的人們搭話

用偉大的愛做平凡的小事。

德蕾莎修女

TIME SAVORING

打招呼使人幸福

旅行時，你是否曾經想和陌生人打招呼呢？

有個人爬山健行時，一開始都不跟迎面走來的人問聲好，而對方也都沒向他問好。但當他開始跟人問好後，對方也都回應了他，這讓他感受到一股莫名的幸福。

你是否曾在醫院的候診室、電梯裡或電車裡，感受到沉重而尷尬的氣氛呢？雖然想和旁邊的人搭話，卻提不起勇氣。要是對方不理我怎麼辦？一想到這裡，我們就盡量不和別人打招呼了。

芝加哥大學的愛普利（Epley）等人以搭乘電車通勤的人們為研究對象，調查他們在電車裡向人搭話與否，對幸福度會帶來怎樣的影響。結果顯示**和他人有所交流的人們，比默不作聲等待時間過去的人，擁有更高的幸福度**。這個結果和愛普利當初的預測相反。※31

Action

日常生活中多與人互動

在旅行的時候，人們比較願意開口向人搭話，或許是因為這時內心比較從容的緣故。不過，其實在通勤的路上也有很多機會，只是大部分的人心裡一直想著工作的事，以至於錯過了這個大好機會。請你一定要找個機會和旁邊的人搭話。比起工作得到的薪水，在日常生活的空白當中，人們能感受到更多的幸福。

還有一個方法我也很推薦：**和別人一起享用美味食物**。

布思比（Boothbey）等人所進行的研究指出，將巧克力和陌生人分享，感覺會更加美味，同時也能提高幸福度。※32 和他人一起用餐，意外地會拉近彼此的關係，你是否也有過這樣的經驗呢？科學雜誌《Nature》曾刊登一項史丹佛大學針對白老鼠社交性所做的研究，白老鼠的社交性和**「幸福荷爾蒙」血清素**與**「愛情荷爾蒙」催產素**有關。由此可見，和他人交流能讓我們感到滿足。※33

No. 10

假如你想永遠身處於幸福中
知道你的「足」與「不足」

唯有意識到心靈是自己的寶藏時，我們才是真正活著。

桑頓．懷爾德（Thornton Wilder）

人的慾望會加速成長

阿姆斯特丹大學的凡普拉格（Van Praag）等人所進行的研究指出，**人們的薪水越高，越是希望加薪**。舉例來說，替員工加薪一美元後，接著員工就會想要再加薪一．四美元。換句話說，**我們的慾望不只無邊無際，甚至還會「加速成長」**。※34

人們常說「知足常樂」，要感謝自己現在擁有的事物。

全世界最低薪的烏克蘭總統也說過一樣的話。這句話的背後可說隱藏著普世的智慧，超越了地區與時代的藩籬。特別是在資本主義蓬勃發展的時代，更是意義非凡。

托爾斯泰在《戰爭與和平》也寫到。

「之所以感覺不幸福，並不是缺乏什麼，而是因為想要比現在更多。」

也就是說，我們總是渴望著「再多一點、再多一點」，這份永無止境的慾望正是讓我們不幸福的根源。

這是我的親身經歷。

在父親去世前幾天，我腦海突然浮現這個想法：

「了解到世上沒有永遠，就是活在永遠了。」

看著父親逐漸消逝的生命，我頓時領悟到這個道理。

就在這一刻，我彷彿明白了「知足」以及「凡事都有結束的一天」的話中含意。我體會到**「知不足」其實就是「知足」**。

這聽起來很像禪的公案，但我認為人世間就是如此，永遠沒有滿足的一天，亦即永遠都覺得不足。奠基於老莊思想的道教，便用（**「虛」**）來形容這種狀態。

Action

珍惜美麗而易逝的事物

知名的CNN主播安德森・古柏（Anderson Cooper）曾介紹正念療法的創始人卡巴金博士的一段話。

「充分活在此時此刻，才是真正的長壽。」

古柏聽了這番話以後，察覺到自己在忙碌的採訪工作中，並沒有好好活出「現在」。

許多人渴望長壽，而針對長壽的科學研究也如火如荼地進行，但卡巴金博士卻說，真正的長壽並不在於活了多少年歲。不管科學是否能延長人類壽命，都與幸福沒有絲毫關係，正是因為有其限制，才會活得充實。

不妨凝神欣賞、細細品味**櫻花**和**四季的不同變化**等美麗而轉瞬即逝的事物。這麼一來，你就能擺脫永無止境的「再多一點、再多一點」的心態。

psychology progress: empirical validation of interventions. American psychologist, 60(5), 410.

※ 31 Epley, N., & Schroeder, J. (2014). Mistakenly seeking solitude. Journal of Experimental Psychology: General, 143(5), 1980.

※ 32 Boothby, E. J., Clark, M. S., & Bargh, J. A. (2014). Shared experiences are amplified. Psychological science, 25(12), 2209-2216.

※ 33 Dölen, G., Darvishzadeh, A., Huang, K. W., & Malenka, R. C. (2013). Social reward requires coordinated activity of nucleus accumbens oxytocin and serotonin. Nature, 501(7466), 179.

※ 34 Van Praag, B. M., & Frijters, P. (1999). *21 The Measurement of Welfare and Well-Being: The Leyden Approach* (pp. 413-433). New York: Russell Sage Foundation.

(2015). Nature experience reduces rumination and subgenual prefrontal cortex activation. *Proceedings of the national academy of sciences, 112*(28), 8567-8572.

※ 19 Kellert, S. R., & Wilson, E. O. (Eds.). (1995). *The biophilia hypothesis.* Island Press.

※ 20 Oh, B., Lee, K. J., Zaslawski, C., Yeung, A., Rosenthal, D., Larkey, L., & Back, M. (2017). Health and well-being benefits of spending time in forests: systematic review. Environmental health and preventive medicine, 22(1), 71.

※ 21 Otake, K., Shimai, S., Tanaka-Matsumi, J., Otsui, K., & Fredrickson, B. L. (2006). Happy people become happier through kindness: A counting kindnesses intervention. Journal of happiness studies, 7(3), 361-375.

※ 22 Curry, O. S., Rowland, L. A., Van Lissa, C. J., Zlotowitz, S., McAlaney, J., & Whitehouse, H. (2018). Happy to help? A systematic review and meta-analysis of the effects of performing acts of kindness on the well-being of the actor. Journal of Experimental Social Psychology, 76, 320-329.

※ 23 Tabassum, F., Mohan, J., & Smith, P. (2016). Association of volunteering with mental well-being: a lifecourse analysis of a national population-based longitudinal study in the UK. *BMJ open, 6*(8), e011327.

※ 24 Barton, A. W., Futris, T. G., & Nielsen, R. B. (2015). Linking financial distress to marital quality: The intermediary roles of demand/withdraw and spousal gratitude expressions. Personal Relationships, 22(3), 536-549.

※ 25 Dunn, E. W., Aknin, L. B., & Norton, M. I. (2008). Spending money on others promotes happiness. *Science, 319*(5870), 1687-1688.

※ 26 Gentile, D. A., Sweet, D. M., & He, L. (2019). Caring for Others Cares for the Self: An Experimental Test of Brief Downward Social Comparison, Loving-Kindness, and Interconnectedness Contemplations. *Journal of Happiness Studies*, 1-14.

※ 27 Wood, A. M., Froh, J. J., & Geraghty, A. W. (2010). Gratitude and well-being: A review and theoretical integration. Clinical psychology review, 30(7), 890-905.

※ 28 Fox, G. R., Kaplan, J., Damasio, H., & Damasio, A. (2015). Neural correlates of gratitude. Frontiers in psychology, 6, 1491.

※ 29 Emmons, R. A., McCullough, M. E., & Tsang, J. A. (2003). The assessment of gratitude.

※ 30 Seligman, M. E., Steen, T. A., Park, N., & Peterson, C. (2005). Positive

※6 Mason, M. F., Norton, M. I., Van Horn, J. D., Wegner, D. M., Grafton, S. T., & Macrae, C. N. (2007). Wandering minds: the default network and stimulus-independent thought. Science, 315(5810), 393-395.

※7 Frederick, S., & Loewenstein, G. (1999). 16 Hedonic Adaptation. *Well-being: The foundations of hedonic psychology*, 302-329.

※8 Jose, P. E., Lim, B. T., & Bryant, F. B. (2012). Does savoring increase happiness? A daily diary study. *The Journal of Positive Psychology, 7*(3), 176-187.

※9 Lyubomirsky, S., Sousa, L., & Dickerhoof, R. (2006). The costs and benefits of writing, talking, and thinking about life' s triumphs and defeats. *Journal of personality and social psychology, 90*(4), 692.

※10 Sato, W., Kochiyama, T., Uono, S., Kubota, Y., Sawada, R., Yoshimura, S., & Toichi, M. (2015). The structural neural substrate of subjective happiness. *Scientific reports, 5*, 16891.

※11 Koo, M., Algoe, S. B., Wilson, T. D., & Gilbert, D. T. (2008). It' s a wonderful life: mentally subtracting positive events improves people' s affective states, contrary to their affective forecasts. *Journal of personality and social psychology, 95*(5), 1217.

※12 Kurtz, J. L. (2008). Looking to the future to appreciate the present: The benefits of perceived temporal scarcity. *Psychological Science, 19*(12), 1238-1241.

※13 Singh, K., & Jha, S. D. (2008). Positive and negative affect, and grit as predictors of happiness and life satisfaction. *Journal of the Indian Academy of Applied Psychology, 34*(2), 40-45.

※14 Van Iddekinge, C. H., Roth, P. L., Putka, D. J., & Lanivich, S. E. (2011). Are you interested? A meta-analysis of relations between vocational interests and employee performance and turnover. *Journal of Applied Psychology, 96*(6), 1167.

※15 Deci, E. L., & Ryan, R. M. (2010). Intrinsic motivation. *The corsini encyclopedia of psychology*, 1-2.

※16 Tost, H., Champagne, F. A., & Meyer-Lindenberg, A. (2015). Environmental influence in the brain, human welfare and mental health. Nature Neuroscience, 18(10), 1421.

※17 Capaldi, C. A., Dopko, R. L., & Zelenski, J. M. (2014). The relationship between nature connectedness and happiness: a meta-analysis. Frontiers in psychology, 5, 976.

※18 Bratman, G. N., Hamilton, J. P., Hahn, K. S., Daily, G. C., & Gross, J. J.

※ 23 Vogel, E. A., Rose, J. P., Roberts, L. R., & Eckles, K. (2014). Social comparison, social media, and self-esteem. *Psychology of Popular Media Culture, 3*(4), 206.

※ 24 Grant, H., & Dweck, C. S. (2003). Clarifying achievement goals and their impact. Journal of personality and social psychology, 85(3), 541.

※ 25 Mangels, J. A., Butterfield, B., Lamb, J., Good, C., & Dweck, C. S. (2006). Why do beliefs about intelligence influence learning success? A social cognitive neuroscience model. Social cognitive and affective neuroscience, 1(2), 75-86.

※ 26 Shimizu, T., Kubota, S., Mishima, N., & Nagata, S. (2004). Relationship between self-esteem and assertiveness training among Japanese hospital nurses. *Journal of Occupational Health, 46*(4), 296-298.

※ 27 Bond, R., & Smith, P. B. (1996). Culture and conformity: A meta-analysis of studies using Asch' s (1952b, 1956) line judgment task. *Psychological bulletin, 119*(1), 111.

※ 28 Eisenberger, N. I., Lieberman, M. D., & Williams, K. D. (2003). Does rejection hurt? An fMRI study of social exclusion. *Science, 302*(5643), 290-292.

【第4章】

※ 1 Mogilner, C. (2010). The pursuit of happiness: Time, money, and social connection. Psychological Science, 21(9), 1348-1354.

※ 2 Hershfield, H. E., Mogilner, C., & Barnea, U. (2016). People who choose time over money are happier. Social Psychological and Personality Science, 7(7), 697-706.

※ 3 Cullen, K., Thai, M., Lim, K., & Klimes-Dougan, B. (2019). Targeting rumination with combined mindful breathing and tDCS in adolescents with suicidal thoughts. Brain Stimulation: Basic, Translational, and Clinical Research in Neuromodulation, 12(2), 583.

※ 4 Beaty, R. E., Kenett, Y. N., Christensen, A. P., Rosenberg, M. D., Benedek, M., Chen, Q., ... & Silvia, P. J. (2018). Robust prediction of individual creative ability from brain functional connectivity. Proceedings of the National Academy of Sciences, 115(5), 1087-1092.

※ 5 Killingsworth, M. A., & Gilbert, D. T. (2010). A wandering mind is an unhappy mind. *Science, 330*(6006), 932-932.

※ 10 Medvec, V. H., Madey, S. F., & Gilovich, T. (1995). When less is more: counterfactual thinking and satisfaction among Olympic medalists. *Journal of personality and social psychology, 69*(4), 603.

※ 11 Kuhn, P., Kooreman, P., Soetevent, A., & Kapteyn, A. (2011). The effects of lottery prizes on winners and their neighbors: Evidence from the Dutch postcode lottery. *American Economic Review, 101*(5), 2226-47.

※ 12 Schor, J. B. (1998). The overspent American: Upscaling, downshifting, and the new consumer (p. 10). New York: Basic Books.

※ 13 Vogel, E. A., Rose, J. P., Roberts, L. R., & Eckles, K. (2014). Social comparison, social media, and self-esteem. *Psychology of Popular Media Culture, 3*(4), 206.

※ 14 Van Boven, L., & Gilovich, T. (2003). To do or to have? That is the question. *Journal of personality and social psychology, 85*(6), 1193.

※ 15 LaBar, K. S., & Cabeza, R. (2006). Cognitive neuroscience of emotional memory. *Nature Reviews Neuroscience, 7*(1), 54.

※ 16 Zeng, X., Chiu, C. P., Wang, R., Oei, T. P., & Leung, F. Y. (2015). The effect of loving-kindness meditation on positive emotions: a meta-analytic review. *Frontiers in psychology, 6*, 1693.

※ 17 Le Nguyen, K. D., Lin, J., Algoe, S. B., Brantley, M. M., Kim, S. L., Brantley, J., ... & Fredrickson, B. L. (2019). Loving-kindness meditation slows biological aging in novices: Evidence from a 12-week randomized controlled trial. Psychoneuroendocrinology, 108, 20-27.

※ 18 Ito, A., Gobel, M. S., & Uchida, Y. (2018). Leaders in Interdependent Contexts Suppress Nonverbal Assertiveness: A Multilevel Analysis of Japanese University Club Leaders' and Members' Rank Signaling. Frontiers in psychology, 9.

※ 19 Solnick, S. J., & Hemenway, D. (1998). Is more always better?: A survey on positional concerns. Journal of Economic Behavior & Organization, 37(3), 373-383.

※ 20 Merton, R. K., & Kitt, A. S. (1950). Contributions to the theory of reference group behavior. Continuities in social research, 40-105.

※ 21 Gibbons, F. X. (1986). Social comparison and depression: Company's effect on misery. Journal of personality and social psychology, 51(1), 140.

※ 22 Mongrain, M., Chin, J. M., & Shapira, L. B. (2011). Practicing compassion increases happiness and self-esteem. *Journal of Happiness Studies, 12*(6), 963-981.

ty, potentially traumatic life events, and resilience: A prospective study of college student adjustment. *Journal of Social and Clinical Psychology, 31*(6), 542-567.

※21 Anacker, C., & Hen, R. (2017). Adult hippocampal neurogenesis and cognitive flexibility—linking memory and mood. *Nature Reviews Neuroscience, 18*(6), 335.

【第3章】

※1 Asch, S. E. (1956). Studies of independence and conformity: I. A minority of one against a unanimous majority. *Psychological monographs: General and applied, 70*(9), 1.

※2 Kurosawa, K. (1993). The effects of self-consciousness and self-esteem on conformity to a majority. *Shinrigaku kenkyu: The Japanese journal of psychology, 63*(6), 379-387.

※3 Milgram, S. (1963). Behavioral study of obedience. *The Journal of abnormal and social psychology, 67*(4), 371.

※4 Van Gog, T., Paas, F., Marcus, N., Ayres, P., & Sweller, J. (2009). The mirror neuron system and observational learning: Implications for the effectiveness of dynamic visualizations. *Educational Psychology Review, 21*(1), 21-30.

※5 Yusufov, M., Nicoloro-SantaBarbara, J., Grey, N. E., Moyer, A., & Lobel, M. (2019). Meta-analytic evaluation of stress reduction interventions for undergraduate and graduate students. *International Journal of Stress Management, 26*(2), 132.

※6 Dalgard, F., Gieler, U., Holm, J. Ø., Bjertness, E., & Hauser, S. (2008). Self-esteem and body satisfaction among late adolescents with acne: results from a population survey. *Journal of the American Academy of Dermatology, 59*(5), 746-751.

※7 You, Z., Zhang, Y., Zhang, L., Xu, Y., & Chen, X. (2019). How does self-esteem affect mobile phone addiction? The mediating role of social anxiety and interpersonal sensitivity. Psychiatry research, 271, 526-531.

※8 Schmitt, D. P., & Allik, J. (2005). Simultaneous administration of the Rosenberg Self-Esteem Scale in 53 nations: exploring the universal and culture-specific features of global self-esteem. *Journal of personality and social psychology, 89*(4), 623.

※9 Beermann, U., & Ruch, W. (2011). Can people really "laugh at themselves?" —Experimental and correlational evidence. Emotion, 11(3), 492.

psychology, 24(1), 108.

※ 10 Thoits, P. A. (2011). Mechanisms linking social ties and support to physical and mental health. *Journal of health and social behavior, 52*(2), 145-161.

※ 11 Kivimäki, M., Jokela, M., Nyberg, S. T., Singh-Manoux, A., Fransson, E. I., Alfredsson, L., ... & Clays, E. (2015). Long working hours and risk of coronary heart disease and stroke: a systematic review and meta-analysis of published and unpublished data for 603 838 individuals. The Lancet, 386(10005), 1739-1746.

※ 12 Chang, H. H., & Lin, R. T. (2019). Policy changes for preventing and recognizing overwork - related cardiovascular diseases in Taiwan: An overview. *Journal of occupational health.*

※ 13 Yao, X., Yuan, S., Yang, W., Chen, Q., Wei, D., Hou, Y., ... & Yang, D. (2018). Emotional intelligence moderates the relationship between regional gray matter volume in the bilateral temporal pole and critical thinking disposition. *Brain imaging and behavior,* 1-11.

※ 14 Østby, Y., Walhovd, K. B., Tamnes, C. K., Grydeland, H., Westlye, L. T., & Fjell, A. M. (2012). Mental time travel and default-mode network functional connectivity in the developing brain. Proceedings of the National Academy of Sciences, 109(42), 16800-16804.

※ 15 Adam Kramer 2010 in Myers DG, Michigan H: Psychology tenth edition 2013.

※ 16 Affleck, G., Tennen, H., Urrows, S., & Higgins, P. (1994). Person and contextual features of daily stress reactivity: individual differences in relations of undesirable daily events with mood disturbance and chronic pain intensity. Journal of Personality and Social Psychology, 66(2), 329.

※ 17 McGlone, M. S., & Tofighbakhsh, J. (2000). Birds of a feather flock conjointly (?): Rhyme as reason in aphorisms. *Psychological Science, 11*(5), 424-428.

※ 18 Virtanen, M., Ferrie, J. E., Batty, G. D., Elovainio, M., Jokela, M., Vahtera, J., ... & Kivimäki, M. (2015). Socioeconomic and psychosocial adversity in midlife and depressive symptoms post retirement: A 21-year follow-up of the Whitehall II study. *The American Journal of Geriatric Psychiatry, 23*(1), 99-109.

※ 19 Sung, E., Chang, J. H., Lee, S., & Park, S. H. (2019). The Moderating Effect of Cognitive Flexibility in the Relationship Between Work Stress and Psychological Symptoms in Korean Air Force Pilots. *Military Psychology,* 1-7.

※ 20 Galatzer-Levy, I. R., Burton, C. L., & Bonanno, G. A. (2012). Coping flexibili-

※22 Hasenkamp, W., & Barsalou, L. W. (2012). Effects of meditation experience on functional connectivity of distributed brain networks. *Frontiers in human neuroscience, 6*, 38.

【第2章】

※1 Oldenburg, R., & Brissett, D. (1982). The third place. Qualitative sociology, 5(4), 265-284.

※2 Northridge, M. E., Kum, S. S., Chakraborty, B., Greenblatt, A. P., Marshall, S. E., Wang, H., ... & Metcalf, S. S. (2016). Third places for health promotion with older adults: using the consolidated framework for implementation research to enhance program implementation and evaluation. Journal of Urban Health, 93(5), 851-870.

※3 Sand, M., Hessam, S., Sand, D., Bechara, F. G., Vorstius, C., Bromba, M., ... & Shiue, I. (2016). Stress-coping styles of 459 emergency care physicians in Germany. Der Anaesthesist, 65(11), 841-846.

※4 Soukup, C. (2006). Computer-mediated communication as a virtual third place: building Oldenburg' s great good places on the world wide web. *New Media & Society, 8*(3), 421-440.

※5 Zhong, B. L., Liu, T. B., Chan, S. S. M., Jin, D., Hu, C. Y., Dai, J., & Chiu, H. F. K. (2018). Common mental health problems in rural-to-urban migrant workers in Shenzhen, China: prevalence and risk factors. Epidemiology and psychiatric sciences, 27(3), 256-265.

※6 Querstret, D., Cropley, M., & Fife-Schaw, C. (2017). Internet-based instructor-led mindfulness for work-related rumination, fatigue, and sleep: Assessing facets of mindfulness as mechanisms of change. A randomized waitlist control trial. Journal of Occupational Health Psychology, 22(2), 153.

※7 Itani, O., Jike, M., Watanabe, N., & Kaneita, Y. (2017). Short sleep duration and health outcomes: a systematic review, meta-analysis, and meta-regression. Sleep medicine, 32, 246-256.

※8 Cheng Y, Du CL, Hwang JJ, et al. Working hours, sleep duration and the risk of acute coronary heart disease: a case–control study of middle-aged men in Taiwan. Int J Cardiol. 2014;171(3):419-422.

※9 Bartlett, L., Martin, A., Neil, A. L., Memish, K., Otahal, P., Kilpatrick, M., & Sanderson, K. (2019). A systematic review and meta-analysis of workplace mindfulness training randomized controlled trials. *Journal of occupational health science, 1*(1), 28-58.

※ 10 Geisler, D., Ritschel, F., King, J. A., Bernardoni, F., Seidel, M., Boehm, I., ... & Ehrlich, S. (2017). Increased anterior cingulate cortex response precedes behavioural adaptation in anorexia nervosa. *Scientific reports, 7*, 42066.

※ 11 Accordino, D. B., Accordino, M. P., & Slaney, R. B. (2000). An investigation of perfectionism,mental health,achievement, and achievement motivation in adolescents. *Psychology in the Schools, 37*(6), 535-545.

※ 12 Sokol GR, Mynatt CR: Arousal and free throw shooting. Paper presented at the meeting of the Midwestern Psychological Association.

※ 13 Mangels, J. A., Butterfield, B., Lamb, J., Good, C., & Dweck, C. S. (2006). Why do beliefs about intelligence influence learning success? A social cognitive neuroscience model. Social cognitive and affective neuroscience, 1(2), 75-86.

※ 14 Golder, S. A., & Macy, M. W. (2011). Diurnal and seasonal mood vary with work, sleep, and daylength across diverse cultures. *Science, 333*(6051), 1878-1881.

※ 15 Watson, D. (2000). *Mood and temperament.* Guilford Press.

※ 16 Kahneman, D., & Krueger, A. B. (2006). Developments in the measurement of subjective well-being. *Journal of Economic perspectives,* 20(1), 3-24.

※ 17 Hole, J., Hirsch, M., Ball, E., & Meads, C. (2015). Music as an aid for post-operative recovery in adults: a systematic review and meta-analysis. The Lancet, 386(10004), 1659-1671.

※ 18 Madsen, J., Margulis, E. H., Simchy-Gross, R., & Parra, L. C. (2019). Music synchronizes brainwaves across listeners with strong effects of repetition, familiarity and training. *Scientific reports, 9*(1), 3576.

※ 19 Wan, X., Nakatani, H., Ueno, K., Asamizuya, T., Cheng, K., & Tanaka, K. (2011). The neural basis of intuitive best next-move generation in board game experts. *Science, 331*(6015), 341-346.

※ 20 Strick, M., & Dijksterhuis, A. (2011). Intuition and unconscious thought. *Handbook of intuition research,* 28-36.

※ 21 Valero, J., España, J., Parra-Damas, A., Martín, E., Rodríguez-Álvarez, J., & Saura, C. A. (2011). Short-term environmental enrichment rescues adult neurogenesis and memory deficits in APPsw, ind transgenic mice. PloS one, 6(2), e16832.

參考文獻

【第1章】

※1 Drevets, W. C., Price, J. L., Simpson Jr, J. R., Todd, R. D., Reich, T., Vannier, M., & Raichle, M. E. (1997). Subgenual prefrontal cortex abnormalities in mood disorders. Nature, 386(6627), 824.

Sharot, T., Riccardi, A. M., Raio, C. M., & Phelps, E. A. (2007). Neural mechanisms mediating optimism bias. Nature, 450(7166), 102.

※2 Sieff, E. M., Dawes, R. M., & Loewenstein, G. (1999). Anticipated versus actual reaction to HIV test results. The American journal of psychology, 112(2), 297.

※3 Segovia, F., Moore, J. L., Linnville, S. E., Hoyt, R. E., & Hain, R. E. (2012). Optimism predicts resilience in repatriated prisoners of war: A 37 - year longitudinal study. Journal of traumatic stress, 25(3), 330-336.

※4 Bornstein 1991, p374; Bornstein, R. F., Galley, D. J., Leone, D. R., & Kale, A. R. (1991). The Temporal Stability of Ratings of Parents: Test-Retest Reliability ind influence of Parental Contact. Journal of Social Behavior and Personality, 6(3), 641.

※5 Lewinsohn, P. M., & Rosenbaum, M. (1987). Recall of parental behavior by acute depressives, remitted depressives, and nondepressives. *Journal of Personality and Social Psychology, 52*(3), 611.

※6 Mori, K., & Mori, H. (2009). Another test of the passive facial feedback hypothesis: When your face smiles, you feel happy. Perceptual and motor skills, 109(1), 76-78.

※7 Chandler, J., & Schwarz, N. (2009). How extending your middle finger affects your perception of others: Learned movements influence concept accessibility. Journal of Experimental Social Psychology, 45(1), 123-128.

※8 McFarland, C., White, K., & Newth, S. (2003). Mood acknowledgment and correction for the mood-congruency bias in social judgment. Journal of Experimental Social Psychology, 39(5), 483-491.

※9 Barrett, L. F. (2006). Are emotions natural kinds?. *Perspectives on psychological*

【作者簡介】

久賀谷亮 M.D.／Ph.D.

醫師（同時擁有日本與美國醫師執照）／醫學博士。耶魯大學醫學院精神醫學系畢業、美國神經精神醫學學會認證醫師、美國精神醫學學會會員。於日本參與臨床研究和精神藥理研究後，至耶魯大學進行尖端大腦科學研究，並於該大學、亦即美國數一數二的精神醫療領域擔任臨床醫師八年。此外，還曾擔任長灘診所的專任醫師，與美國加州大學洛杉磯校區港灣醫學中心（Harbor-UCLA Medical Center）的特約醫師。2010年於洛杉磯開設診所「TransHope Medical」並兼任院長，結合最先進的正念認知療法與TMS磁刺激治療等醫療方式。在日本與美國，擁有總計超過二十五年的臨床醫師經歷。在大腦科學與藥物療法的研究領域，連續兩年獲得「Lustman Award」（耶魯大學所頒發的精神醫學相關學術獎）、「NARSAD Young Investigator Grant」（針對傑出的神經生物學年輕研究人員的獎項）。包括合著在內，共發表五十多篇論文，另有許多學術會議發表，興趣是鐵人三項。著有《最高休息法》、《最高休息法【CD實踐書】》（悅知文化出版）、《無理なくやせる"脳科学ダイエット"》（主婦之友社）。

腦力回復

出　　版／楓葉社文化事業有限公司
地　　址／新北市板橋區信義路163巷3號10樓
郵政劃撥／19907596 楓書坊文化出版社
網　　址／www.maplebook.com.tw
電　　話／02-2957-6096
傳　　真／02-2957-6435
作　　者／久賀谷亮
翻　　譯／邱心柔
企劃編輯／王瀅晴
港澳經銷／泛華發行代理有限公司
定　　價／350元
初版日期／2020年4月

國家圖書館出版品預行編目資料

腦力回復 / 久賀谷亮作 ; 邱心柔譯. -- 初版. -- 新北市 : 楓葉社文化, 2020.04
面； 公分
ISBN 978-986-370-213-9（平裝）
1. 健腦法 2. 生活指導
411.19　　109001984